In Ruhe alt werden können?

Erich Schützendorf

In Ruhe alt werden können?

Widerborstige Anmerkungen

Mabuse-Verlag
Frankfurt am Main

Bibliografische Information Der Deutschen Bibliothek
Die Deutsche Bibliothek verzeichnet diese Publikation in der Deutschen Nationalbibliografie; detaillierte bibliografische Daten sind im Internet unter http://dnb.ddb.de abrufbar.

2. Auflage 2006

Kasseler Str. 1a
60486 Frankfurt am Main
Tel.: 0 69 / 70 79 96-14
Fax: 0 69 / 70 41 52
www.mabuse-verlag.de

Druck: FVA, Fuldaer Verlagsanstalt
Umschlaggestaltung: Karin Dienst, Frankfurt am Main
Umschlagfoto: Avenue Images GmbH

ISBN: 3-938304-05-7
Printed in Germany

Inhalt

Zur Einleitung

Seit gut dreißig Jahren beschäftige ich mich beruflich mich dem Älterwerden, dem Alter und der Altenpflege. Darüber bin ich, wie man sich leicht ausrechnen kann, selbst in die Jahre gekommen.

Früher haben sich die Alten gewundert, wenn ich etwas über das Alter zu sagen hatte. „Du bist noch keine 50 Jahre alt und willst Abraham gesehen haben?“, spotten die Juden im Buch Johannes (Kap. 8,Vers 57). Jetzt bin ich weit über 50 und könnte gut Abraham und sogar Sara gesehen haben.

Könnte es da nicht interessant sein, die Ansammlung gerontologischer Erkenntnisse und Erfahrungen mit dem eigenen Älterwerden abzugleichen und zu prüfen, ob die Erkenntnisse der Alternsforschung angesichts des eigenen Älterwerdens tatsächlich zutreffen?

Eigentlich, so sagen viele meiner Bekannten, sollte ich wohl keine Probleme mit dem Älterwerden haben. Klar, ich weiß, was auf mich zukommen kann, habe das Älterwerden bei vielen Menschen erforscht. Aber bei Lichte besehen stand ich doch dem Alter gegenüber wie ein rauchender Mediziner, der die Gefahren der Nikotinsucht ergründet, der auch gerne vor Publikum über die Risiken des Rauchens aufklärt, dann aber nach dem Vortrag schnell eine Zigarette inhalieren muss.

Ich habe mich lange geweigert, einen Gedanken an mein späteres Leben als alter Mann zu verschwenden oder einen meiner klugen Ratschläge zur Altersvorsorge zu befolgen – was ja wohl auch die gesündeste Einstellung in jungen Jahren ist.

Es kommt wie es kommt, heißt eine meiner Lebensregeln.

Und so kam es, dass ich kurz nach meinem 50. Geburtstag gebeten wurde, einen Vortrag über Behinderungen im Alter zu halten. Aus einer Laune heraus – der Anruf erreichte mich am Morgen nach der Geburtstagsfeier – schlug ich dem Veranstalter vor, über mein Älterwerden als Gerontologe zu referieren. Er überlegte. Offenbar war ihm ein derartiges Thema bisher noch nicht in den Sinn gekommen, jedenfalls nicht in Bezug auf seine Tagung. Nun gut, warum nicht, ist mal ein anderes Thema, dachte er am Telefon laut nach. Begeisterung klingt anders, aber er willigte ein. Wahrscheinlich war er nach mehreren Absagen von Kollegen froh, überhaupt einen Referenten für eine Lücke im Tagungsprogramm verpflichten zu können.

Ich hielt den Vortrag und fand tatsächlich Gefallen daran, mich mit meinem eigenen Älterwerden auseinanderzusetzen. Dummerweise aber wurde ich bei dem Nachdenken über mein Älterwerden und Alter immer melancholischer. Ja, die Melancholie ist seither mein treuer und angenehmer Begleiter. Ich begann behutsam, jedoch konsequent, mich aus vertrauten Gewohnheiten zu entziehen und von angenehmen Verpflichtungen zu verabschieden.

Disengagement ist der gerontologische Fachbegriff für mein Verhalten, und mit ihm drückt der Altersfachmann seine ganze Verachtung für den verpönten Rückzug im Alter aus. Eigentlich gilt die Disengagement-Theorie, die noch zu Beginn der 70er Jahre fröhliche Urstände feierte, bei Experten längst als widerlegt. Aber irgendwie scheint sie sich bei mir durchsetzen zu wollen. Da erklären angesehene Journalisten „Ruhestand" zum Unwort, und dann passiert ausgerechnet mir, der ich immer jung bleiben wollte, so was.

Ist also von einer Auseinandersetzung mit dem eigenen Älterwerden abzuraten, wenn man sieht, wohin das, wie bei mir geschehen, führen kann?

Andererseits frage ich Sie, lieber Leser, was ist eigentlich schlimm an einem kontrollierten und selbstbestimmten Rückzug? Es bereitet doch ein großes Vergnügen, sich hier und da zu entziehen, sich entbehrlich zu machen, ja auch, sich bisweilen zu verweigern. Zu Beginn, als ich ankündigte, mich in diesem oder jenem Feld, wo ich mich bisher engagiert hatte, zurückzuziehen, hörte ich oft Worte des Bedauerns. Schade sei das ja doch, ich hätte doch manches bewirkt, hieß es. So kommt man schon beizeiten in den Genuss seiner Grabreden. Einige bewunderten auch meinen Entschluss. Da schien einer wahr zu machen, wovon viele träumen: den Alltagstrott beenden, allzu Vertrautes hinter sich lassen und Neues beginnen.

Als den Freunden und Bekannten klar wurde, dass ich keine zweite Karriere starten wollte, sondern mich tatsächlich auf die schon vorhandenen und noch zu erwartenden Minderungen umzustellen begann, schlugen ihre Reaktionen um. Dem Staunen und der Bewunderung folgten Sorge und Belehrungen. Mit Mitte 50 sei ich doch noch etwas jung für das Altenteil, sagten sie und schlugen mir die zehn Gebote der Jungen Alten um die Ohren:

- Du bist noch zu jung, um an das Alter zu denken!
- Lass dich nicht hängen!
- Schließ dich einer Gruppe an!
- Ernähr dich richtig!
- Denk immer daran, dass du noch nicht alt bist (und niemals alt wirst)!
- Geh zu Vorsorgeuntersuchungen!
- Such dir ein Hobby!
- Tu mal endlich das, wozu du bisher nie gekommen bist!
- Nimm ab!
- Treib Sport!

Offensichtlich wird derjenige, der sich zum Älterwerden bekennt, als krank angesehen, und man darf ihn nicht mehr sich selbst überlassen.

Als ich nachfragte, ob die Einhaltung dieser Ratschläge wirklich zu empfehlen sei, weil sie doch mit erheblichem Stress verbunden seien, erntete ich von den Befürwortern des jungen, aktiven, gesunden, attraktiven Alters Kopfschütteln und erhielt einen weiteren gut gemeinten Tipp. Ich solle den Friseur wechseln und die grauen Haare färben lassen. „Das macht dich jünger“, sagten sie.

Ich fand bald heraus, dass man die neuen Alten daran erkennt, dass sie sich daneben benehmen, weil sie sich wie die Jungen benehmen.

Sie fahren mit über 60 Jahren auf der MotoGuzzi der Sonne entgegen, springen von der Yacht, die sie mit der endlich ausbezahlten Lebensversicherung anbezahlten, ins Mittelmeer. Oder sie bleiben wegen Kreislaufproblemen auf dem Sonnendeck sitzen und öffnen eine Flasche Champagner. Sie brechen mit der jung gebliebenen Partnerin am Strand einer Fasche Rotwein den Hals, fahren total ausgeflippt im Cabrio durch Las Vegas. Oder sie lieben es lieber bieder bürgerlich und spielen mit den Enkelkindern vor ihrem Traumhaus am Pool.

Die Anbieter privater Altersvorsorge jedenfalls werben mit diesen Bildern. Je biederer die Anbieter wie zum Beispiel Bausparkassen, umso ausgeflippter sind die Alten in den Werbeanzeigen. Selbst eine Rasenmäherfirma wirbt mit einem alten Ehepaar, beide nackt, sie im Liegestuhl, er den Rasen mähend. Die späte Freiheit sowie ein ausreichend großes Grundstück erlauben es ihnen, ihren nudistischen Freuden zu frönen.

Was ist da eigentlich passiert, dass man sich mit 60 den Traum des 20-Jährigen von Ungebundenheit und einem Porsche erfüllen soll und das tatsächlich auch tut? Mich erschreckt die Vorstellung, dass alte Herren im Sportcoupé ihren Traum von jugendlicher Dynamik erfüllen und dabei meine Enkelkinder im Straßenverkehr gefährden.

Nun kann es natürlich gut sein, dass Sie, lieber Leser, ganz gerne ein junger, neuer Alter wären, dass Sie im Alter gerne ein ausgefülltes Leben, fit und sorgenfrei, führen, Versäumtes nachholen und zurückgestellte Träume erfüllen möchten.

Es ist Ihr gutes Recht, das Beste aus Ihrem Alter zu machen. Aber dann sollten Sie dieses Buch zur Seite legen. Es würde Ihnen Ihre positive Einstellung nur vermiesen.

Genießen Sie ruhig den neuen Lebensabschnitt. Sagen Sie sich: Ich habe gearbeitet und gespart, und nun will ich es mir gut gehen lassen. Das ist in Ordnung. Dennoch will ich Ihnen, bevor Sie diese Lektüre beenden, noch einen Hinweis mit auf Ihren Weg geben. Seien Sie vorsichtig, wenn Sie zum Beispiel bei Familientreffen den 20- bis 30-Jährigen erzählen, was Sie noch alles auf die Beine stellen und unternehmen wollen. Nehmen wir an, Sie erwähnen beiläufig, von welcher Reise Sie gerade kommen und welche Sie bereits gebucht haben. Vielleicht vergessen Sie auch nicht zu bemerken, wie Sie sich – schließlich ist man ja nicht mehr der Jüngste – die eine oder andere Bequemlichkeit leisten. Man muss ja nicht mehr auf jeden Euro achten.

Die jungen Leute, die Ihnen zuhören, werden überschlagen, worauf sie selbst verzichten müssen, und angesichts eigener trüber Altersaussichten überlegen, wie sie Ihnen in die gute Stimmung spucken können. Es reicht vollkommen aus, wenn sich das junge Paar, das Ihren Reiseerlebnissen lauschen soll, verliebt ansieht. Schon ist Ihnen klar, wie unbedeutend Ihre Altersfreiheiten angesichts jugendlicher Gefühle sind. Wenn sich die beiden sogar noch küssen, während Sie über unvergessliche Eindrücke im fernen Australien berichten, können Sie Ihre Dias wieder einpacken. Sollten die jungen Leute ihre beneidenswerte Unbekümmertheit in die Frage kleiden, ob es in Australien ein Problem gewesen sei, Kukident zu kaufen, wird es Zeit, die Rolle zu wechseln. Spielen Sie nicht länger den junggebliebenen Weltmann. Das wirkt lächerlich. Hüten Sie sich aber davor, die Rolle des in Ehren ergrauten Mannes, der Respekt vor seiner Lebensleistung verdient hat, einzunehmen. Sie geben besser nicht zu Protokoll, dass Sie früher auf vieles verzichten mussten und dass es die jungen Leute, die Ihren Berichten nicht aufmerksam genug zuhören wollen, Ihnen zu verdanken haben, dass es ihnen heute so gut geht. Dann dürfte die gute Stimmung endgültig hinüber sein.

Im Ernst: Wem wollen Sie Ihre tollen Urlaubsgeschichten von den Malediven, Ihre Freude über das neue Auto erzählen? Den Jungen wie gesagt besser nicht. Also Ihren Altersgenossen? Die wollen in der Regel nicht zuhören, sondern ihre eigenen Geschichten loswerden.

So bleibt alles beim Alten – auch bei den neuen Alten.

Wenn Sie zu ähnlichen Einsichten wie ich gekommen sind, wenn Sie feststellen, dass der regelmäßige Besuch eines Cafés nach vorherigem Spaziergang, die hundertste Fahrradtour, das 23. Weinseminar, die regelmäßigen Runden im kommunal subventionierten Schwimmbad, in dem die Schulkinder stören, oder die langen Abende vor dem Wohnmobil Sie bei der Erfüllung eines ausgefüllten Lebensabends nicht wirklich weitergebracht haben, dann können Sie immer noch nach diesem Büchlein greifen.

Sollten Sie dagegen die folgenden Fragen überwiegend mit „Ja“ beantworten, dann lade ich Sie zum Weiterlesen ein.

- Haben Sie schon mal ausgerechnet, wie viele Autos Sie noch kaufen werden?
- Macht es Sie melancholisch, wenn Sie darüber nachdenken, wie oft Sie noch ein Frühjahr miterleben werden?
- Haben Sie Ihre körperlichen Beschwerden schon mal zum Gegenstand von Partygesprächen gemacht? Nein? Warten Sie ab. Bald treten sie mit Gleichaltrigen in den Wettbewerb ein, wer am meisten Schmerzen auszuhalten hat und wer nur zwei- oder schon dreimal nachts zur Toilette muss.
- Ärgert es Sie, wenn Sie etwas repariert haben wollen und der junge Verkäufer stattdessen einen Neukauf empfiehlt?
- Verbringen Sie mehr Zeit damit, Ihre Brille zu suchen als über Sex nachzudenken?

- Sie lesen in der Zeitung, dass ein 56-jähriger Mann bei einem Lawinenunglück mit seinem 28-jährigen Sohn ums Leben gekommen ist. Fragen Sie sich spontan, was der Alte da oben zu suchen hat?
- Standen Sie schon mal kurz davor, jemanden zu bitten, sich für Sie zu bücken? Nein? Warten Sie ab. Wenn Sie erstmals entdeckt haben, dass Ihre Bitte erfüllt wird, werden Sie große Freude daran haben.
- Ist Ihr Vater, Ihre Mutter pflegebedürftig?
- Fahren Sie auf der Autobahn langsamer als Sie könnten? Nein? Dann sollten Sie den Vorzug der Langsamkeit im Straßenverkehr entdecken, zum Beispiel wenn Sie das größere Auto fahren und der drängelnde Jüngere nicht an Ihnen vorbeikommt.
- Kommen Ihnen die Sportler in alten Fernsehberichten heute eher wie Kinder vor?
- Überlegen Sie beim Zeitungslesen, wie es sein kann, dass Politiker, Manager, Hochschullehrer an Lebensjahren jünger als Sie sind, aber dafür älter aussehen?
- Brauchen Sie schon Pflegehilfsmittel? Nein? Mit dem Zahnstocher, der nach dem Essen unentbehrlich wird, fängt es an.
- Gehören Sie zu den Menschen, die ihre Zeit planen und nutzen? Warten Sie ab, eines Tages warten Sie eine Stunde vor den Mahlzeiten auf das Essen.
- Haben Sie sich nach dem 55. Geburtstag die ersten richtigen Jogging-Schuhe gekauft? Passen Sie auf, dass Sie mit 75 Jahren nach dem Laufen noch den Heimweg finden!

Der 50. Geburtstag

Den 30. Geburtstag habe ich kräftig gefeiert, so wie man das macht, wenn man eigentlich noch ein Junge ist, aber gerne betont, dass man schon eine Vergangenheit hat, und sich noch nicht zu schade ist, den Gästen vorzuführen, wie ausgelassen man war, damals vor zehn Jahren, als einem wenigstens für Tage oder Stunden die Welt gehörte. Wir frisch Gehäuteten genossen das wohlige Gefühl, das Leben noch vor uns zu haben und es nun mit der notwendigen Reife angehen zu können. Die ersten Versuche, sich als lebenserfahrener Mann zu präsentieren, wirkten verkrampft, lächerlich und oft genug peinlich.

Anlässlich des 40. Geburtstages gab es dann die bekannten Grußkarten mit allerlei Altersscherzen. Der kokette Umgang mit dem erreichten Lebensalter gelang schon ganz gut. Zwar klang eine Spur von Nachdenklichkeit mit, aber im Allgemeinen war es ein amüsantes Lästern. Der Sack ist mit vierzig noch voll und man verfügt über genügend Pfunde, mit denen man wuchern kann. Gut, eine kleine Fettrolle an der Hüfte deutet auf Alter und Sattheit hin. Das ist nicht schön, aber ein bisschen Training, etwas weniger Bier, und die äußere Form ist wieder im Lot.

Man steht „voll im Saft" und hat die besten Jahre noch vor sich. Da gelten erste leichte Alterserscheinungen als zusätzlicher Beweis der Vitalität. Und man ahnt, dass Alterserscheinungen auch Vorteile haben. Beispielsweise kann man Nachlässigkeiten oder mangelnde Fähigkeiten dem jetzt immerhin schon beachtlichen Lebensalter ankreiden. Nicht ich bin es, sondern mein Alter ist verantwortlich für meine Schwächen. Im Grunde war ich beim Fußballspielen nie der Schnellste, aber nach dem 40. Geburtstag konnte ich so tun, als hätte sich die fehlende Schnelligkeit erst in den letzten Jahren eingestellt. „Früher", und dieses „früher" kam mir immer leichter über die Lippen, hätte ich den Ball erlaufen. Klar, sagten meine Fußballfreunde, du bist ja auch nicht mehr der Jüngste. Zur Bestätigung hätte ich gerne erwähnt, dass ich immerhin über die Vierzig sei. Ich musste dies nicht erwähnen. Die Fußballfreunde wollten es nicht mehr hören. Sie wollten, dass ich schneller liefe.

Und dann kommt der 50. Geburtstag, das Bergfest. Eigentlich unterscheidet sich der 50. kaum von den anderen runden Geburtstagen. Die gleichen Altersscherze, vielleicht ein bisschen drastischer. Man wird unter jugendlicher Ausgelassenheit in den Club der „alten Säcke“ aufgenommen. Die Lieder der 60er Jahre werden aufgelegt, wir stampfen den Rhythmus und unsere Bäuche schwappen mit. Wollen wir den Sänger des Liedes, der uns nicht mehr einfällt, nachlesen, müssen wir die Brille aufsetzen. Das Tragen der Brille ist längst unvermeidlich geworden, aber die Eitelkeit bringt einen dazu, sie nicht aufzusetzen und übermüdete Augen in Kauf zu nehmen. Welche Wohltat, wenn der erste der Altersgenossen endlich seine Brille aufsetzt und man es ihm gleich tun kann. Der sich anschließende Erfahrungsaustausch zu der Frage, was man denn noch alles ohne Brille sehen könne, erspart peinliche Erklärungen, warum man sie nicht dauernd trägt.

Die Spuren des Älterwerdens sind unübersehbar geworden. Deshalb kommt das Kokettieren mit dem erreichten Alter nicht mehr so unbeschwert daher wie noch vor wenigen Jahren. Man braucht sein Äußeres nicht mehr stundenlang zurechtmachen, um im geselligen Kreis die Bemerkung wagen zu dürfen: „Ich bin ja jetzt auch nicht mehr der Jüngste.“

Die zum Widerspruch Aufgeforderten blicken reflexartig nach der Haut am Hals, nach den Haaren, die aus Nase und Ohren wachsen, nach den dünner gewordenen oder gefärbten Haaren, nach den Altersflecken auf der Haut und geben einem unumwunden Recht: „Was erwartet man auch mit über 50!“, oder unverschämter: „Ja, das hatte ich auch schon gedacht, dass Sie nicht mehr ganz frisch sind.“

Gelegentlich, aber Gott sei Dank noch nicht allzu oft, nehmen Alterserscheinungen bedrohliche Formen an. Bei körperlichen Anstrengungen geht mir die Luft schnell aus. Das Erinnerungsvermögen an Namen und Begriffe zeigt bedenkliche Lücken, beim Formulieren neuer Gedanken bemerke ich in Gesprächen eine sich verstärkende Wortunsicherheit. Ich habe schon angefangen, zu überprüfen, ob mein Geist noch funktioniert. Immer konkreter wird die Angst, Vorboten einer Demenz zu erkennen. Sicherheitshalber habe ich schon mal meinen Bierkonsum eingeschränkt.

Bevor es schlimmer wird, lassen sich die 50-Jährigen vorsichtshalber öffentlich feiern. Jedenfalls ist es der lokalen Presse ein Lobesartikel wert, wenn der Politiker, der Sportvereinsvorsitzende, der Spitzenbeamte, der

Schuldirektor, der bekannte Künstler und wer sonst noch gerne die Öffentlichkeit an seinem runden Geburtstag teilhaben lassen will. Die anderen, die mit 50 aus dem Erwerbsleben aussortiert wurden und den Abschied schon hinter sich haben, verzichten auf eine öffentliche Huldigung, die ihnen im Übrigen auch keiner zugesteht.

50 ist eine magische Zahl. Zum Glück bemerkt man an seinem Geburtstag nichts von dieser Magie. Aber sie beginnt nach dem 50. Geburtstag zu wirken, langsam, schleichend wie ein Gift. Mattigkeit, Müdigkeit, Melancholie und Wehmut klopften immer häufiger bei mir an.

Was kann ich beruflich, privat, gesellschaftlich noch erreichen? Das Ende des Lebens wird berechenbar. Die unbekümmerte „Das mach ich später"-Einstellung verflüchtigt sich. Manches, wie der lange zurückgestellte Wunsch nach einer Freizeitbeschäftigung, der Traum von einer Reise oder dem Bau einer Laube im Garten, drängt auf Verwirklichung.

Irgendwann nach meinem 52. Geburtstag überfiel mich eine Unruhe. Wir, meine Frau und ich, hatten vor Jahren ein altes Haus gekauft und waren voller Pläne für den Umbau und die Gestaltung. Die Realisierung zog sich, weil meistens das Einkommen mit dem Ideenreichtum nicht im Einklang stand. Aber da gab es einen Innenhof, weswegen wir das Haus gekauft hatten. Tausendmal hatten wir Pläne geschmiedet, die im Sommer bei einer Flasche Wein immer phantastischer wurden, und nach der zweiten Flasche vernebelten und verflüchtigten sich die Skizzen derart, dass sie am nächsten Tag nicht mehr zu erkennen waren. Der Innenhof bedeutete für uns Gemütlichkeit, Beschaulichkeit, Privatheit, Geschütztheit und Geborgenheit. Und plötzlich wurde mir klar, dass ich die Gestaltung nicht länger aufschieben konnte. Mit 52 Jahren ist die Zeit, die einem bleibt, überschaubar. Aufschieben auf später ist kaum noch möglich, jedenfalls nicht bei einem größeren Projekt, das Zeit und Geld kostet. Wann sollte ich denn in den Genuss des fertigen Innenhofes kommen? Als Greis mit 80, im Rollstuhl? Ich erinnerte mich, dass ich nach dem Tod meines Vaters durch das Elternhaus gegangen war, um Abschied zu nehmen, um auf väterliche Spuren zu treffen. Ich fand vieles, was er angefangen, aber nicht beendet hatte.

„Das müssen wir noch machen", hatte Vater mir bei meinen Besuchen oft gesagt, „aber heute nicht". Denn heute wollte er sich über meinen Besuch freuen und nicht arbeiten. Jetzt war er tot. Manches war unerledigt geblieben, aber er war deswegen nicht unglücklich gewesen. Soweit wollte ich es, jedenfalls mit meinem Innenhof, nicht kommen lassen. Ich wollte fertig und glücklich werden. Und ich legte los. Fast zwei Jahre beschäftigte mich die Planung und Gestaltung. In dieser Zeit habe ich mich verändert. Ich genoss den reduzierten, privaten Lebensraum und verspürte immer weniger Lust auf Öffentlichkeit, Ausdehnung und Erweiterung. Werden die Lebenskreise in meinem Alter enger? War es der Wunsch, nach vielen Jahren des Engagements, der Bewegung, der Veränderung, des beruflichen Karussellfahrens endlich zur Ruhe zu kommen? Einen Ort zu finden, an dem man sich wohl fühlt, wo man zu Hause ist, wo man die Jahre des Rückblicks genießen kann, an dem man Enkelkindern, in denen man weiterleben will, beim Aufwachsen zusehen will?

Oder wurde nur die alte Theorie bestätigt, dass eingeengte Lebensräume reduzierte Bedürfnisse nach sich ziehen? Immerhin hatte ich einen Großteil meiner Freizeit in einem überschaubaren Rechteck, dem Innenhof, zugebracht, eingegrenzt, abgegrenzt und zurückgezogen.

Schwer zu sagen, was Ursache und Wirkung war. Wahrscheinlich passte mal wieder beides zusammen.

Meine Frau und ich genießen den fertiggestellten Innenhof, liegen im Sommer auf Liegestühlen und fragen uns, ob wir mit Mitte 50 nicht zu jung für das Faulenzen sind.

Nach einer amerikanischen Definition gehören ich und meine Frau zu den „go-goes" und heben uns damit positiv von der „slow-goes" späterer Jahre oder gar den „no-goes" gegen Ende des Lebens ab. Ich gehöre der 50plus-Generation an, jenen jungen aktiven Alten, die sich, relativ gesund und finanziell abgesichert, einmischen und bereit sind, sich etwas zu gönnen. „Master consumer" heißen Leute wie ich bei Werbestrategen oder auch, wenn sie nicht so konsumorientiert sind, „Stille Genießer". Wir haben Geld und geben es aus. Statt unseren Enkelkindern, vor denen mich meine Tochter hoffentlich noch ein paar Jahre bewahrt, Socken oder Pullis zu stricken, kaufen wir ihnen in einer Boutique einen neuen und uns direkt einen dazu. Vom Altenteil kann also keine Rede sein. Sonne, Sex und Selbstverwirklichung statt Kirche, Kinder und Küche.

Was also tun? Rückzug oder Aufbruch und Neubeginn? Man befindet sich in einer vertrackten Situation: im gesetzten Alter, aber noch nicht wirklich sesshaft. Wozu entscheidet man sich? Wie altert man richtig? Bevor man sich entscheidet, zieht man am besten Bilanz. Was hast du erreicht, was wolltest du erreichen, was kannst du dir noch vornehmen?

Im Grunde genommen hat man mit 50 Jahren bereits ein ganzes Leben hinter sich: Kindheit, Schule, Ausbildung, Partnerschaft, Beruf, Familie, Kindererziehung, Hobbys, Reisen, Krankheiten, Verletzungen, Niederlagen, Enttäuschungen. Die berufliche Karriere ist zu Ende, der Baum gepflanzt, das Haus noch nicht ganz, aber weitgehend abbezahlt. Jetzt könnte man sich auf das Altenteil begeben, so wie es unsere Eltern und Großeltern getan haben. Ein volles Leben neigt sich dem Ende entgegen. Allerdings steht uns im Gegensatz zu unseren Großeltern noch mal ein ganzes Leben bevor. Die 50-Jährigen stehen heute am Ende eines Lebens und doch mitten drin. Erstmals in der Geschichte der Menschheit können und müssen wir damit rechnen, über 80 Jahre alt zu werden. Bei meinen Großeltern erwartete man, dass sie um die 70 Jahre herum starben. Heute ist man enttäuscht, wenn ein Mensch das 80. Jahr nicht erreicht. Man glaubt, einen Anspruch auf mindestens 80 Lebensjahre zu haben, und danach wird man weitersehen. Wir haben am Ende unseres ersten Lebens tatsächlich noch einmal 30 oder 40 Jahre vor uns.

Darf ich mich angesichts einer derartigen Lebenserwartung mit Mitte 50 schon entpflichten und auf das Altenteil begeben? Sollte ich nicht besser richtig in die Pedale treten, statt die Tretmühle der beruflichen Zwänge verlassen zu wollen?

Sobald ich meinen Innenhof verlasse, wird mir die Antwort vor Augen geführt. In der U-Bahn werde ich aufgefordert, mir ein Bärenticket zu kaufen, in der Kosmetikabteilung, in der ich Rasierklingen kaufe, wird mir ein Präparat für die junge Haut ab 50 angeboten, die Agentur für Arbeit erklärt mir, wie wertvoll ich als erfahrener Arbeitnehmer für die Arbeitswelt bin.

„Aktiv und up to date ab 50" las ich jetzt auf einem Plakat einer Stadtbücherei. Diese Parole allein wäre schon Grund genug, mich zu verweigern und die Frage, ob mich zurückziehen soll, mit einem klaren „Ja" zu beantworten. „Fit mit 50": Was für eine Aufforderung an eine Generation, die fit wie ein Turnschuh ist. Wir fühlen uns doch jung wie unsere Kinder, tun was für unser Äußeres. Uns muss doch niemand sagen, dass wir jung bleiben sollen. Das einzige, was uns niemand sagt, ist, dass wir älter werden. Das sagt uns niemand, das lässt man uns spüren: 58 Prozent aller Betriebe haben keine Mitarbeiter über 50 Jahre. Das ist äußerst paradox. Aus dem Erwerbsleben aussortiert, erzählt man uns, dass wir fit sind und fit bleiben sollen. Wozu eigentlich?

Nun ja, wir selbst tun alles dafür, um fit bleiben. Wir wissen oder ahnen zumindest, dass die gesunden Jahre des dritten Lebens begrenzt sein werden. Ab dem 75. Lebensjahr, sagen die Gerontologen – jene Wissenschaftler, die sich mit dem Alter beschäftigen –, lässt in der Regel die Leistungsfähigkeit nach. Angesichts solcher Aussichten fühlt man sich fast genötigt, die verbleibenden guten Jahre auf dem Vulkan zu tanzen: Umbruch, Aufbruch, Wechsel, Veränderung, neue Partnerschaft. Männer werden mit über 60 erstmals oder wieder Vater. In einer katholischen Kirchenzeitung bieten sich Woche für Woche bildhübsche, mädchenhafte Witwen, 51, Beamtenwitwe, 65, Altenpflegerin, 62, einsame, warmherzige Witwe vom Land, 70, den heiratswilligen Männern an. Man darf annehmen, dass diese Damen keinen realisierbaren Kinderwunsch mehr haben.

Aber auch für sie scheint der Wahlspruch zu gelten: Genießen, solange die Kraft reicht. Und damit die Männer nicht zurückstecken müssen, widmen sich besorgte Medikamentenhersteller unserer Lendenkraft. Pele, der große brasilianische Fußballstar, bei dem ich mir bei der Weltmeisterschaft 1958 in Schweden den Hackentrick abgeschaut habe, erklärte mir während der Fußballweltmeisterschaft 2002 in Japan/Korea, wie wunderbar potenzsteigernde Pillen sein können.

Vor 20 und 30 Jahren turnte Ilja Rogoff in den Schaufenstern der Apotheken am Reck für Knoblauchpillen. Bei diesem Anblick dachte niemand an Sex, höchstens an der Linderung unvermeidlicher Altersbeschwerden. So ändern sich die Zeiten.

Also tummeln wir Fuffziger und Sechziger uns in der Sonne und genießen die gewonnenen Jahre, um dann irgendwann – die Zeit vergeht immer schneller – auf die andere Seite gebracht zu werden. Ich, der ich berufsbedingt oft hinter den Vorhang blickte, der uns junge Alte von den Hochaltrigen, den über 80-Jährigen, trennt, habe dort wenig schöne Aussichten entdeckt. Stattdessen: Defizite, Defekte, Verluste, Minderungen, Verzicht, Verfall, Gestank, Schmerzen, Sterben und Tod.

Im *Tate Modern* (Galerie für moderne Kunst) in London kann der Besucher auf einem Video verfolgen, wie saftiges, pralles Obst im Zeitraffer pilzig wird und verfault. Dieses Kunstwerk ist das erste moderne „memento mori“, das mir aufgefallen ist. Irgendwann hatte man damit begonnen, die „memento mori“-Bilder, die Bilder mit den auf- und absteigenden Lebensstufen, die Erinnerungen an die Vergänglichkeit aus den Wohnzimmern zu entfernen. Nichts sollte in unserer technischen Welt die Menschen an das Ende und die Mühsal der letzen Jahre erinnern. Aber ihre Verbannung hat uns nicht wirklich weiter gebracht. Jetzt sitzen unsere pflegebedürftigen Mütter und Väter in den Wohnzimmern und erinnern uns an die Schattenseiten des Alters und an die Vergänglichkeit, die uns noch bevorstehen.

Rückblick

Unsere Großeltern konnten noch einfach alt werden, unsere Eltern, wenn sie wollten, auch. Wir können das nicht mehr. Die Wissenschaft hat sich mit dem Phänomen „Alter“ und „Älterwerden“ beschäftigt, und nun ist klar: Alter ist kein Schicksal, sondern die Art und Weise des Alterns ist beeinflussbar, ja steuerbar. Auf den Punkt gebracht heißt das, wir sind für unser Älterwerden selbst verantwortlich. Ob wir gesund bleiben oder abbauen, ob wir glücklich alt sind oder leiden, ob wir aktiv am Leben teilhaben und es gestalten oder ob wir vereinsamen, es liegt an uns. Selbst das, was unsere Eltern noch als normale Alterserscheinungen und als mit dem Alter einhergehenden Abbau hinnahmen, wird jetzt zu behandelbaren Krankheiten umgedeutet. Ja, das Alter selbst ist zu einer Krankheit geworden, der man vorbeugen kann und soll. Anti-Aging heißt das Schlagwort. Unter dieser Überschrift werden Cremes, Pillen, Hautstraffungen und Fitnessprogramme angeboten, um uns beim Nicht-Älterwerden zu unterstützen. Unsere Kaufkraft ist einfach zu verführerisch, um uns mit dem Älterwerden alleine zu lassen. Aber wir wollen ja auch nicht mehr alt werden und sind dankbar für alles, was verspricht, unser Aussehen frisch zu halten und unsere Leistungsgrenze nach hinten zu verschieben.

Nichts ist mehr wie früher. Keine grauen Haare, keine krummen Rücken, keine verschrumpelten Gesichter. Das Alter ist irgendwie abhanden gekommen. Wieso eigentlich?

Es begann damit, dass Anfang der 70er Jahre des letzten Jahrhunderts eine neue Wissenschaft, die Gerontologie oder Alternsforschung, erste Ergebnisse veröffentlichte. Diese blieben zunächst von der breiten Öffentlichkeit weitgehend unbeachtet. Im Allgemeinen kümmerte man sich damals noch nicht allzu sehr um das Alter. Warnende Ausblicke auf die Aushöhlung des Rentensystems durch die Bevölkerungsentwicklung wurden überhört, und die Erkenntnis, dass alte Menschen lernfähig seien oder sich auf das Alter vorbereiten sollten, wurde eher belächelt. Alter galt als feste rigide Größe, das man im wohlverdienten Ruhestand hinzunehmen hatte. In den 80er Jahren vollzog sich ein rascher Wandel. Die Ergebnisse und Schlussfolgerungen der Alternsforschung wurden, wenn auch in verkürzter Form, von vielen Medien transportiert und ließen ein neues Bild vom Alter entstehen. Populär wurden griffige Aussagen wie:

- Wer rastet, der rostet.
- Alter bedeutet nicht zwangsläufig Abbau.
- Der Prozess des Alterns ist beeinflussbar.
- Alte Menschen haben keine Defizite, sondern Kompetenzen.
- Die Chancen des Alters muss man nutzen.
- Man muss rechtzeitig gegen vermeidbare Abbauprozesse vorbeugen.
- Gesunde Ernährung, Bewegung, Kontakte, geistiges Training halten jung.

Danach war es mit einem ruhigen Älterwerden vorbei.

Wenn ich in den 70er Jahren von den wunderbaren Fähigkeiten und Fertigkeiten der Alten sprach, wenn ich die Möglichkeiten eines erfüllten Lebens im Alter pries, dann ließ man mich reden, um mir anschließend mitzuteilen, dass ich sehr schön gesprochen habe, dass die Wirklichkeit im Alter aber leider anders aussehe, dass es lobenswert sei, wenn sich ein junger Mann mit dem Alter beschäftigt, und dass man nicht verstehe, warum ein junger Mann, der das Leben noch vor sich hat, über das Alter nachdenkt. Das traditionelle Altersbild von Abbau, Verlust, Rückzug, Beschaulichkeit und Ableben war in den Köpfen der Menschen fest verankert und trotzte den neuen Erkenntnissen. So war Gerontologie lange Zeit das, was junge Menschen über alte Leute sagten.

Zugegeben, viele Zuhörer hatte ich damals nicht. Meistens waren es Bewohner von Altenheimen oder Besucher von Altenclubs. Sie mussten mir zuhören, weil sie nicht laufen gehen konnten. Von den „frei herumlaufenden" Alten waren es einige wenige, meist gutbürgerliche ältere Damen, die sich schon in ihrer äußeren Erscheinung von den ungeschminkten und wenig modern gekleideten der damals „normal" Älteren abgrenzten. Sie wollten nicht vergreisen und lauschten gerne den Vorträgen eines jungen Mannes, der ihnen von wissenschaftlicher Seite bestätigte, was sie hofften: Man müsse im Alter nicht abbauen, wenn man nicht wolle. Nebenbei schien es ihnen auch Vergnügen zu bereiten, beim Zuhören einen jungen Mann betrachten und gelegentlich berühren zu können.

Eigentlich hätten die neuen Ansichten vom Älterwerden gut in die damalige Zeit gepasst. Mit der Mondlandung 1969 schien technisch alles möglich. Die Menschen glaubten, alles in den Griff bekommen zu können – warum nicht auch das Alter und den Tod? Von den Phantasien unbegrenzter Machbarkeit blieb auch das Leben nicht verschont. Einige Jünger der neuen Wissenschaft vom Altern glaubten, dass es geistigen Abbau und Pflegebedürftigkeit überhaupt nicht geben müsse, wenn es gelänge, die Menschen methodisch richtig altern zu lassen. Mit dem Erfahrungswissen von Jahrhunderten zögerten die Menschen aber, die neue Botschaft glauben zu wollen. Heute scheint sie sich durchgesetzt zu haben: Die Alten glauben an ein unbeschwertes, glückliches, gesundes Altern. Aber kaum dass sich die Alten daran gewöhnt haben, ihr Alter anspruchsvoll, kompetent und selbstbestimmt zu gestalten und die Schattenseiten am Ende des Lebens auszublenden, da tauchen die ersten Stimmen der Jungen auf, die angesichts eigener Zukunftsängste von den Alten Bescheidenheit, Rückzug und Ableben erwarten. So ist das im Alter. Man ist zu langsam und stellt sich nicht mehr so schnell auf Neues um. Kaum ist man auf der Höhe der von den Jungen vorangetriebenen Entwicklung, ist diese schon wieder vorbei.

Der Begriff „Geron“ kommt aus dem Griechischen und bedeutet „Greis“. Je stärker sich gerontologische Ansichten in der Öffentlichkeit durchsetzten, um so mehr kamen Begriffe wie „Greis“, „Greisin“, „Greisenalter“ aus der Mode.

Ich selbst habe das Zeitalter der Greisen in den 50er Jahren noch erlebt. Ich wurde nämlich in einer Familie geboren, in der ich mit meinen Eltern, meinen Großeltern und vier nicht verheirateten Schwestern meiner Oma lebte. Bei so vielen Alten um einen herum wird man zwangsläufig zum Gerontologen und lernt en passant als Kind, was mich später im Studium als gesicherte Erkenntnis gelehrt wurde: Es gibt nicht *die* Alten und *das* Alter. Richtig: Jede Tante hatte ihre Eigenart, und diese galt es zu erkennen und zu berücksichtigen, wenn man an ihre Süßigkeiten kommen wollte oder die Tanten als Versteck vor einer aufgebrachten Mutter benötigte.

Da war einmal Tante Käthe, sehr vital. Sie passte so gar nicht in das Bild, das man in den 50er Jahren von alten Menschen hatte, und die Familie fragte sich, wann sie endlich mal zur Ruhe käme. Sie war immerzu in Bewegung, und leider verstrickte sie sich auch permanent in Versuche, mich zu erziehen. Daher wahrscheinlich meine Vorbehalte gegenüber den heutigen dynamischen selbstbewussten Alten, die alles besser wissen.

Anders dagegen Tante Cordula. Sie hatte sich entschlossen, die Hände in den Schoß zu legen und zuzusehen, wie die Wäsche trocknete und das Gras wuchs. Sie wollte zwar teilhaben, aber nicht mehr teilnehmen. Sie saß am Fenster und beobachtete, wollte alles wissen, aber wenn man sie aufforderte, etwas zu tun, winkte sie ab. Sie nahm sonntags an keinem Familienausflug teil, musste aber anschließend über alles haarklein unterrichtet werden. Gut für mich war, dass sie immer da war. Sie ließ sich durch keine Hektik anstecken, und so konnte ich wunderschön bei ihr kuscheln.

Menschen wie Tante Cordula sehe ich heute in Eingangsbereichen von Altenheimen sitzen. Sie wollen einfach nur teilhaben, ohne eingebunden zu werden, sie sehen zu, wie der Arzt zu spät kommt, sie warten, bis sich die Zeit mit Ereignissen füllt. Aber irgendwie glauben viele, ihnen eine Freude zu bereiten, wenn man sie zu Aktivitäten auffordert. Das wollen sie genauso wenig wie Tante Cordula, und in Gedenken an Tante Cordula setzte ich mich zu ihnen und warte ein bisschen mit ihnen.

Tante Agnes war wohl psychisch nicht ganz gesund, jedenfalls voller Misstrauen und Argwohn, und sie machte es einem nicht leicht mit ihren Verdächtigungen. Aber sie hatte immer noch eine versteckte Süßigkeit, wenn ich sonst keine mehr finden konnte. Irgendwie hat mir das bis heute geholfen, die „Macken“ der vielen psychisch Kranken mit großer Gelassenheit zu ertragen und ihren Eigensinn zu respektieren. Irgendwas haben auch solche Menschen, für das es sich lohnt, sie zu besuchen.

Meine Lieblingstante war aber Tante Mia. Sie war wohl dement, obwohl wir den Begriff in den 50er Jahren noch nicht kannten. Mein Opa meinte, sie laufe „neben der Mütze“. Eine treffende Umschreibung. Tante Mia war in ihrer Vergesslichkeit wirklich drollig. Ich hab sie sehr geliebt, und nicht nur deshalb, weil sie zu meinem Glück meistens vergaß, ihren Nachtisch zu essen. Tante Mia mag wohl dazu beigetragen haben, dass ich mich nun seit 30 Jahren den Menschen mit Demenz besonders zugewandt habe. Es ist so leicht, diesen Menschen eine Freude zu bereiten, indem man sie festhält, in ihren Händen kribbelt, ihnen auf den Handrücken pustet oder auch einmal vor ihren Augen Blasen aus Seifenlauge produziert.

Ab 1970 begann ich, während des Studiums einen wissenschaftlichen Blick auf das Alter zu werfen. Leider gerieten mir dabei die Großtanten aus dem Blick. Im Nachhinein erschienen sie mir bis auf die verdrehte Tante Käthe als antiquiert. Bei den Großtanten war klar, dass sie nichts mehr zu lernen brauchten. Sie wussten alles, und was sie nicht wussten, brauchte sie nicht mehr zu interessieren. Im Studium erfuhr ich, dass die Lernfähigkeit mit zunehmendem Alter nicht abnehmen muss. Da war schnell klar: Wer lernen kann, der soll auch lernen. Die Idee der Altenbildung war geboren.

Unter Bildungsexperten kreiste damals schon eine Zeitlang die Vorstellung vom lebenslangen Lernen. Angesichts ständiger technischer und gesellschaftlicher Veränderungen konnte es keinen Zustand mehr geben, in dem man ausgelernt hatte. Das galt grundsätzlich auch für das Alter. Bis dahin hatte nur der wissenschaftliche Beweis gefehlt, dass Menschen auch im hohen Lebensalter lernen können. Dieser Beweis war erbracht, und nun gab es keine Ausrede mehr für die Alten. Volkshochschulen im ganzen Land organisierten Bildungsangebote für Senioren. Ich gehörte mit zu der neuen Gilde der Altenbildner. Mit den Begriffen taten wir uns etwas schwer. Sollte die neue Zielgruppe als „Senioren", „ältere Mitbürger", einfach „alte Menschen" oder als „Menschen in der 2. Lebenshälfte" bezeichnet werden? Es war nicht einfach, aus dem Widerspruch herauszufinden, dass es alte Menschen eigentlich nicht geben soll, dass man sie aber eben als solche ansprechen wollte. Und es war nicht immer einfach, die Verantwortlichen von der Notwendigkeit einer Altenbildung zu überzeugen.

Damals waren Kommunalpolitiker gewohnt, die Alten mit einfachen Mitteln zufrieden zu stellen. Sie spendeten ihnen aus der Stadtkasse einmal im Jahr einen Ausflug oder einen Seniorenkaffeenachmittag.

„Sehr geehrte Damen und Herren, liebe Senioren", wurden sie vom Bürgermeister begrüßt. Anschließend bedankte er sich bei ihnen für die geleistete Aufbauarbeit nach dem Krieg.

Als ich begann, diesen dankbaren Senioren Englischkurse anzubieten, erklärte ein Kommunalpolitiker meinen Vorstoß als Unsinn. Die Alten hätten genug getan, beschied er mir, sie wollten ihre Ruhe haben und er würde sich für dieses Recht der Alten einsetzen – auch gegen meine neuen Erkenntnisse über die Lernfähigkeit im Alter. Die würde er für sein Gebiet mit sofortiger Wirkung außer Kraft setzen. Mein aufrechter kommunaler Altenrechtler wurde 15 Jahre später in den Seniorenbeirat gewählt, und von da an ermahnte er mich regelmäßig, an die Alten zu denken, die Englisch- oder EDV-Kenntnisse erwerben möchten. Außerdem vermisse er von mir Angebote wie „Fröhlich und fit – gerade im Alter!"

So rasant vollzog sich die Entwicklung des Altersbildes. Und das alles während meines Berufslebens.

Was Hänschen nicht lernen durfte, will Hans (und Gretel) endlich wissen, war eines der Schlagworte, mit denen wir zu Beginn versuchten, lernungewohnte alte Menschen für Bildungsangebote zu gewinnen. Bald öffneten sich einzelne Hochschulen den Alten und richteten Studiengänge für Senioren ein. So kam es, dass der 66-jährige Rentner mit dem Seniorenpass der Bundesbahn preiswert zur Uni fahren konnte, dort nicht zur Vorlesung erschien, sondern sich mit dem Gasthörerausweis zu Studentenpreisen ins Hallenbad begab und, statt in der Mensa schlecht und preiswert zu essen, im Restaurant einen ebenso preiswerten, aber schmackhafteren Seniorenteller bestellte.

Das Verhalten dieses Rentners kommt uns heute angesichts der Diskussion um Generationengerechtigkeit leicht überzogen vor; damals haben wir jungen Altenexperten es als Ausdruck des neuen Selbstbewusstseins der Alten gefeiert.

Wir, die Vertreter der 68er-Generation, die mit unserer eigenen Emanzipation nicht so recht vorangekommen waren, wollten nämlich die Alten nicht nur zum Lernen anhalten, wir hatten die Alten auch als benachteiligte Randgruppe unserer Gesellschaft entdeckt. Alt, arm und einsam stellten wir sie uns vor. Wir wollten sie, die bereits von der Last der Arbeit befreit und keinen Rücksichten auf berufliche Zwänge unterworfen waren, die neue Freiheit auskosten lassen. Dass sie dies nicht schon längst ohne uns taten, lag nach unserer Meinung an der Tatsache, dass das Fremdbild das Selbstbild bestimmt. Also musste das negative Bild vom Alter positiv verändert werden, und schon würden die Alten entdecken, wie toll sie sein könnten. Fernsehsendungen wie „Mosaik" und „Schaukelstuhl", die traditionelle Altersbilder voller Beschaulichkeit transportierten, waren uns ein Dorn im Auge. Unser Beitrag war eine Fernsehserie mit dem Titel „Un-Ruhestand". Mit ideologischem Eifer brandmarkten wir jedes traditionelle Altersklischee.

Und tatsächlich: Die Saat ging auf. Die tollen Alten rüsteten sich und nahmen ihre Rechte selbst in die Hand. Es entstanden zahlreiche Seniorenvertretungen, in denen Berufssenioren unseren Kampf gegen Altersdiskriminierung aufgriffen und bis heute weiterführen (obwohl er längst gewonnen ist). Trude Unruh, die Begründerin der Partei „Die Grauen", schaffte es in einem Sprachrohrvertrag mit den „Grünen" sogar bis in den Bundestag (1985–1990), und der damalige Bundeskanzler Kohl berief 1988 Ursula Lehr zur Ministerin, die sich in besondere Weise für Seniorenpolitik stark machte. Die Dame hatte zuvor den ersten Lehrstuhl für Gerontologie in Heidelberg besetzt, und sie war und blieb eine unerbittliche Streiterin gegen alle negativen Altersklischees, ohne allerdings zu bemerken, dass sie ein neues, nun positives Altenklischee geschaffen hatte.

Es hat sich mit dem Alter in den letzten 30 Jahren viel getan, und ich frage mich, für was und für welche Interessen sich die heutigen Altenvertreter einsetzen. Es gibt immer mehr von ihnen, und sie scheinen irgendwie nicht mitzubekommen, dass „die Alten" längst keine benachteiligte Randgruppe unserer Gesellschaft mehr sind. Als Bevölkerungsgruppe sind die heute Alten die Gewinner. Sie leben – natürlich nicht alle, aber die Mehrzahl – in finanziell gesicherten Verhältnissen. Sie sind nicht einsam, nicht arm und nicht mal mehr richtig alt. Sie sind fit, gesund und aktiv. Aber sie glauben nach wie vor, staatliche Unterstützung und Bevorzugung beanspruchen zu können. Und warum? Zum einen, weil sie gerne auf eine schwere Kindheit (Kriegs- und Nachkriegszeit) verweisen, und wohl auch, weil sie gewohnt sind, für Eigeninitiative belohnt zu werden. Da ich dazu gehöre, darf ich sagen: Wir tun alles für ein langes Leben und erwarten dafür gesellschaftliche Unterstützung, obwohl wir ja bei Licht betrachtet durch unsere Anstrengungen für ein langes Leben der Gesellschaft viel Geld kosten.

Dr. Marianne Koch, eine uns 50pluslern noch gut bekannte Filmschauspielerin aus den 50er und 60erJahren – wenngleich wir uns schämen, zuzugeben, ihre Filme gesehen zu haben –, schreibt in einer ihrer Kolumnen: „Lassen Sie sich nicht zum alten Eisen werfen! Nutzen Sie Ihre Rechte! Man kann doch nicht erst medizinische und soziale Voraussetzungen für ein immer längeres, gesünderes und selbstbestimmtes Leben schaffen und dann sagen: Oh! Ihr werdet ja tatsächlich älter. So war das aber nicht gemeint." Und dann fordert sie nachdrücklich, dass das Alter stärker geehrt werden soll.

Die Alten sollen alles wollen: Sie sollen selbstbewusst, kompetent und wehrhaft sein und sich von niemandem die Butter vom Brot nehmen lassen, und sie sollen zugleich arm, schwach und bedauernswert sein, damit sie von denen, auf deren Kosten sie ihre Rechte beanspruchen, geehrt werden.

So hatte ich mir das damals nicht vorgestellt, als ich anfing, für die Rechte der Alten zu kämpfen.

Rückblickend frage ich mich manchmal, wenn mich die Melancholie übermannt, wie viel Unsinn ich in all den Jahren als Altenexperte erzählt habe. Mit dem Abstand der Jahre kann ich darüber lachen. Meistens. Nicht immer.

Frau Schmitz, der ich vor 20 Jahren, als sie gerade pensioniert war, und sich nach einem neuen Leben umsah, die Segnungen der Alternsforschung beigebracht habe, lebt jetzt im Altenheim. Sie sitzt teilnahmslos am Tisch. Vor ihr liegt ein Heft mit Kreuzworträtsel. Das Heft liegt falsch herum. Daneben liegt ein Bleistift. Es dauert ein bisschen, bis sie mich erkennt und ihre Gedanken sortiert hat.

„Ja, ja, Herr Schützendorf. Ich bin eine folgsame Schülerin. Immer den Geist üben. Wer rastet, der rostet. Wissen Sie noch, wie Sie das immer gesagt haben?“

Ich weiß es, und ich schäme mich.

Ernüchterungen

Am liebsten möchte ich immer noch ein unbekümmerter Junge sein. Aber das geht nicht mehr.

Es wirkt lächerlich, wenn ich zum schwungvollen Sprung über ein Hindernis ansetze und vorsichtshalber im letzten Moment stoppen muss. Beim Überwinden eines Zaunes komme ich mir wie bei einer Hochgebirgstour vor. Springe ich von einem Mäuerchen herunter, fehlt mir jegliche Federung.

Es lohnt sich nicht mehr, den jungenhaften Charme aufzusetzen, wenn die Ehefrau mit einem kritischen Blick feststellt, dass mein Po auch schon ziemlich hängt. Der sportliche Ehrgeiz ist überflüssig, wenn einen die Söhne mit „alter Mann“ ansprechen und mich beim Tischtennis gewinnen lassen. Meine Tochter fragt allen Ernstes, als ich einen Vortrag über Sexualität im Alter vorbereite, ob ich über mich reden werde, und dann versteht sie nicht, dass ich nicht mal schnell in ihrer Wohnung die defekte Schranktür reparieren kann. „Wirst du alt?“, fragt sie, „früher hast du das doch ruck zuck erledigt“.

Anfangs fand ich solche Bemerkungen noch witzig. Langsam beginnen sie mich zu ärgern, weil sie zutreffen.

Ich bin kein Junge mehr, und die jungenhafte Unbekümmertheit wirkt schon deswegen nicht mehr echt, weil man mit mehr als 50 Jahren auf dem Buckel reichlich Kränkungen, Verletzungen, Demütigungen, Erniedrigungen und Niederlagen erlitten und durchlebt hat. Vieles ist verheilt. Manches, das man aus Scham jahrelang verschwiegen hat, kann man zur eigenen Überraschung aussprechen. Mit dem Abstand der Jahre lacht man über Enttäuschungen oder fragt sich, warum das damals so sein musste, dass Freundschaften auseinander gingen. Einiges hat Narben hinterlassen, die leicht aufbrechen können und dann schmerzen. Man hat gelernt, schonend mit sich umzugehen. Das Pendel der Emotionen lasse ich nicht mehr allzu weit ausschlagen, damit die Grenzbereiche, wo es weh tut, nicht mehr erreicht werden. Wenn die Eitelkeit mal wieder nicht hofiert wird, redet man sich ein, in einem Alter zu sein, in dem man frei von Eitelkeit ist. Fühlt man sich ungerecht behandelt, weil einem Kollegen Privilegien eingeräumt werden, die einem selbst nicht zugestanden werden, beschwört man sich, gelassen zu bleiben und Verständnis zu haben. Was natürlich nicht immer gelingt. Man nimmt Rücksicht, obwohl man sich vorgenommen hatte, sich durchzusetzen. Anschließend überschlägt man, wie oft man schon im Laufe seines Lebens Rücksicht genommen hat, und zieht daraus die Bilanz, dass man zumindest moralisch überlegen war. Das Alter bietet gute Möglichkeiten, sich seine Schwächen stark zu reden. Notfalls kann man immer noch ein letztes As aus dem Ärmel holen und sagen: „Ich habe in meinem Leben lange genug Rücksichten nehmen müssen."

Ich war mal einer dieser ungestümen, ausgelassenen, ungezügelten jungen Männer, die grölen, stampfen, singen, saufen, die Spaß an ihrer eigenen Freude haben und denen an guten Tagen alles um sie herum egal ist.

Eigentlich fühle ich mich immer noch den jungen Kerlen verbunden. Gerne habe ich an der ausgelassenen Freude der jungen Fußballer teil, wenn sie einen Sieg feiern. Erinnere mich und genieße, aber mitmachen? Mich in den Kreis der grölenden jungen Männer stellen? Die Versuchung ist manchmal noch da, aber gottlob funktioniert noch das Gespür, das sich rechtzeitig meldet, wenn man kurz davor steht, Dinge zu tun, die nicht mehr zu einem passen. Meine Rolle ist wohl eher die des verständnisvollen Zuschauers, des Gönners, der weiß, dass man manches besser nicht getan hätte oder tut, aber den jungen Leuten das Recht einräumt, alte Fehler neu zu begehen.

Selbst beim Tanzen habe ich mir einen dezenten Stil angewöhnt. Natürlich juckt es zu vorgerückter Stunde bei bestimmten Liedern in den Beinen. Dann wippt der Fuß, und die alten Tanzposen des Rock 'n Roll und Blues machen sich selbstständig. Die ungelenken Verrenkungen, die damals unseren Freiheitsdrang in Bewegung umsetzten, wirken bei Licht betrachtet komisch. Ich war nie ein großer Tänzer. Meistens musste ich die männerspezifische sensible Phase abwarten, die sich zwischen dem zehnten und dem 15. Bier einstellt. Vor dem zehnten Bier ging es mit dem Tanzen nicht und nach dem 15. Bier nicht mehr. Doch dazwischen ging die Post ab. Heute wartet man mit dem Tanzen besser, bis man auf privaten Feiern mit guten Bekannten unter sich ist und die Kinder schon auf dem Weg zu ihren Feten sind, die heutzutage erst beginnen, wenn wir früher zu Hause sein mussten. Oder man wartet bis Karneval. Dann geht alles.

Nein, es ist Zeit, konventioneller, achtsamer, distanzierter, vielleicht sogar ein wenig würdevoller zu werden und das Kecke, das Freche, das Unbotmäßige dort zu lassen, wo es hingehört: bei den Jungen.

Es ist durchaus angenehm, sich zu einem Cappuccino ins Straßencafé zu setzen und den jungen Straßenkünstlern, die sich auf unsere Kosten lustig machen, zuzusehen. Bemitleidenswert ist dagegen ein Straßenkünstler, der noch im hohen Alter den Narren gibt. Bei einem Besuch in Leipzig erlebte ich einen mindestens 70-Jährigen, der sich auf der Straße als Entertainer versuchte, während Touristen, Tagungsgäste und Geschäftsgäste die Speisekarte des Straßenlokals studierten. Die Bemühungen des alten Mannes und das feine Lächeln der Betuchten waren insgesamt nur peinlich, lächerlich und entwürdigend. Während der Vorstellung habe ich mich auf mein Essen konzentriert, um nichts sehen zu müssen. Als der Narr nach seiner Darbietung mit dem Teller von Tisch zu Tisch ging, habe ich verschämt einen Euroschein darauf gelegt.

Manches geht einfach im Alter nicht mehr, und manches darf auch im Alter nicht sein, zum Beispiel, dass über 70-Jährige sich um eines Almosens willen zur Schau stellen müssen.

Als über 50-Jähriger habe ich schon viele Situationen erlebt und überlebt und glaube, das meiste und die meisten zu durchschauen. So verliert vieles an Bedeutung, und man lässt die Dinge geschehen. Warum für Ideale kämpfen, warum sich mit Menschen anderer Meinung anlegen, warum die Dinge verändern wollen? Ich bleibe bei vielen Anlässen gelassener, kann die Dinge geschehen lassen, muss vieles nicht mehr ernst nehmen, kann mich über die Aufgeregtheiten anderer oder die eigenen von früher amüsieren und muss nicht mehr überall mitmachen.

Allerdings erfordert es einige Anstrengung, um den Zustand der äußeren Gelassenheit zu erreichen. Man wird nicht gelassener, sondern tut nur so. Natürlich regt man sich auf. Über die langjährigen Kollegen, die man besser als den Ehepartner kennt. Wenn sie mal wieder genau den Kommentar abliefern, den sie an dieser Stelle immer geben, aber doch zumindest dieses eine Mal besser darauf verzichtet hätten. Wenn Dienstbesprechungen in einer genau vorhersehbaren Weise ablaufen. Wenn alles in Ritualen erstarrt ist, um sich nicht mehr aufregen zu müssen, aber genau diese Starre und die vorhersehbaren Sprüche zum Ärgernis werden. Jeder leidet darunter, aber keiner will was ändern. Können Sie sich derartige vor Altersrigidität strotzenden Besprechungen in Wissens- und Bildungsberufen vorstellen, in denen nicht nur die Personen, sondern mit ihnen die Institutionen altern? In Schulen zum Beispiel, in Universitäten oder in Bildungseinrichtungen für Erwachsene, in denen ein Enddreißiger als junger Hüpfer durchgeht. Seltsam, dass gerade in Wissensinstitutionen die Gerontokratie herrscht. Junge, neue, frische Kolleginnen und Kollegen, die uns auf unverschämte Art zu verstehen geben könnten, dass wir Altgedienten unsere Zukunft hinter uns haben, finden sich kaum noch.

Kommt eine oder einer, so handelt es sich wahrscheinlich um die oder den neuen Vorgesetzte(n). Das ist ärgerlich. Und nicht nur das. Sie können uns Eingefahrenen mit ihren neuen Begriffen und Bewertungen wütend und krank machen. Aber wozu soll ich mich noch aufregen? Das hab ich in meinem Alter nicht mehr nötig. Das sagen alle Kollegen, und sie sagen auch:

„Der kann mich mal."

„Die paar Jahre bis zur Rente krieg ich noch rum."

„Der regt mich verdammt noch mal nicht mehr auf."

„Jawoll, dieser Fuzzi, der keine Ahnung, diese Tussi, die keine Erfahrung hat."

Man sucht den Seelenfrieden und erreicht ihn, indem man sich bescheidet. Was sonst? Man ist auf seiner Lebensleiter oben angekommen und muss nun sehen, wie man den Abstieg anständig schafft.

An manchen Tagen sehne ich meine Pensionierung herbei. Einfach nicht zum Dienst gehen, zu Hause bleiben, mit dem Hund im Park spazieren. Warum nicht? Noch setzt sich dieser Gedanke nicht wirklich fest, ich dulde ihn als angenehmen Untermieter in meinen grauen Zellen. Wenn Kollegen mich montags fragen, wie es mir geht, meldet er sich prompt, und ich stimme das Lied von den Freuden des berufslosen Lebens an.

„Was soll man hier noch", höre ich mich zum wiederholten Male sagen. Oder: „Es fällt mir immer schwerer, den Weg zum Büro anzutreten." Das Kollegium stimmt ein: „Vorruhestand und dann ab. Wie viele Kollegen haben bis zum Schluss gearbeitet und sind kurz nach der Rente gestorben. Ich nicht. Freut sich nur die Rentenkasse."

Auch das ist so ein Ritual unter älteren Kollegen. Niemand will vor dem 60. wirklich ohne Beruf sein. Aber die gedankliche Spielerei bereitet Freude, weil sie angesichts des Drucks und des Eingespanntseins in der Tretmühle ein bisschen Unabhängigkeit vorheuchelt. Dieses Spiel bereitet natürlich nur dann Freude, wenn man in der Sicherheit lebt, selbst bestimmen zu können, wie lange man arbeitet.

Vor kurzem habe ich morgens meine Frau zu ihrer Arbeitsstelle gefahren. Selten habe ich so sehr unter dem Gefühl und wohl auch der Tatsache, Teil eines alten Ehepaares zu sein, gelitten wie bei dieser Autofahrt. Eine entsetzliche Vorstellung: Ich wäre schon pensioniert und fahre im legeren Trainingsanzug die Ehefrau, die noch ein paar Jahre Berufsleben vor sich hat und jede Gelegenheit zur Kur und Krankheit nutzt, morgens zur Arbeit. Zur Abrundung des grässlichen Bildes hätten nur noch der Opel und die umhäkelte Klorolle am Rückfenster gefehlt. Dieses Erlebnis reicht vorerst, um nicht wirklich meine Pensionierung voranzutreiben.

Herausforderungen im Beruf gibt es nicht mehr oder nur noch punktuell. Man kann anfangen, Ziele, die man nicht erreicht hat, abzuhaken und sich mit dem, was man erreicht hat, abzufinden. Der Ehrgeiz ist zwar noch vorhanden, aber er wird wohl nicht mehr befriedigt werden. Es kommen keine Überraschungen, Wendungen mehr – höchstens negative. So wird man genügsam. Man kann sich einordnen und richtet sich im Mittelmaß ein.

Also fangen wir Altgedienten an, Marotten zu entwickeln oder zu pflegen. Auf irgendeine Art müssen sich ja die Träume und Sehnsüchte Ausdruck verleihen. Bestimmte Accessoires in der Kleidung werden unverzichtbar. Die Blume im Büro bekommt sakralen Charakter. Plötzlich spinnt einer der Kollegen und entdeckt seine Vorliebe für Räucherstäbchen. Die Pfeife wird auf manierierte Weise so und nur so gestopft. Und natürlich kann man den Tabak nicht überall kaufen, erklärt der Kollege, der sonst nichts mehr zu sagen hat, ausschweifend. Den Italiener, zu dem man essen geht, kennt man nun seit vielen Jahren. Er ist allen Kollegen vertraut, und so kann man im Flur ausführlich erörtern, wieso man in letzter Zeit doch ein wenig enttäuscht ist. Entscheidend wird die Teesorte, deren Bedeutung man bei jeder Kaffeepause erläutern kann. Marotten als Ausdruck der Individualität! Wenn man schon nicht mehr ernst genommen wird, dann muss man sich halt selbst wichtig nehmen, und so werden Nichtigkeiten zelebriert und kultiviert, die außer für einen selbst keinerlei Bedeutung haben. Dummerweise tragen sie in erheblichem Umfang dazu bei, dass wir uns zu schrulligen Alten entwickeln.

Gemeinsam stricken wir Altvorderen an Legenden, an persönlichen und kollegialen. Wir erzählen Geschichten, die so nicht gestimmt haben. Wir behaupten, immer schon diese und keine andere Meinung vertreten zu haben. Niederlagen feiern wir in der Erinnerung als glanzvolle Siege. Alle wissen, wie es wirklich war, aber niemand korrigiert die geschönten Geschichten, weil keiner damit anfangen will, die mühsam errichtete Fassade wieder einzureißen.

Rückblicke auf Erreichtes und nicht Erreichtes verstärken meine Müdigkeit und Melancholie. Wo hat man Spuren hinterlassen? Bei der Bilanzierung gibt es manches, worauf man stolz sein könnte. Doch mit Wehmut erkennt man, dass niemand die Leistungen würdigen wird. Die Spuren verblassen.

Ein gleichaltriger Freund, dem ich meine Grübeleien zum Besten gab, erinnerte mich an das Bild vom Sämann. Wie der Sämann wirft man seine Ideen, sein Wissen in die Gegend, und manchmal trifft das Saatgut auf guten Boden. Dann gehen die Ideen auf, und es entsteht eine Orchidee. Aber niemand, der die Orchidee bewundert, weiß noch, wer sie gesät hat. Das biblische Bild gefällt mir gut, weil es die Zirkulation von Wissen einfängt. Denn neben dem Sämann kommen noch sehr viele Faktoren und Anstrengungen von anderen dazu, bis eine Orchidee erblüht. Die Blüte ist nie das Produkt eines einzelnen. Dennoch tröstet mich diese Einsicht nicht wirklich. Ich würde gerne überdauernde Spuren hinterlassen.

Ich genieße die Momente, in denen ich mit meiner Melancholie alleine bin. Wenn mich sonst schon niemand ausreichend würdigt, dann will ich das wenigstens selbst für mich tun. Dennoch frage ich mich, ob mich meine Stimmungen nicht in eine falsche Richtung bringen. Ich merke, dass ich mich kaum noch anstrenge, neue Ideen voranzutreiben. Immer häufiger sehe ich zu, wie Dinge passieren, und denke mir: Das überlebst du auch noch, nichts wird so heiß gegessen, wie es gekocht wird. Manchmal gerät mir die tatsächliche oder vorgetäuschte Gelassenheit zur lustvollen Verweigerung oder – schlimmer noch – zur Gleichgültigkeit. Ich begehe Verrat an alten Idealen, vielleicht, weil ich nicht noch ein weiteres Mal enttäuscht werden will. Ich weiß, dass ich mich mit einem Gespräch, einem Anruf, einem Brief, für eine Sache oder einen anderen einsetzen müsste, tue dies aber nicht und lasse stattdessen die Sache mit großer innerer Distanz gegen die Wand fahren. Ist das nicht bescheuert, wenn man sich später angesichts der Trümmer als lebenserfahrener älterer Herr sagen hört: „Das hab ich kommen sehen." Ja, ich gestehe, es sind absolut bescheuerte Altersfreuden, aber eben kleine Freuden.

Mit zunehmendem Alter wächst die Gefahr, zum Zyniker, zum mürrischen, spöttischen älteren Mann zu werden, der nach dem Ende seiner Berufskarriere auf das Ende seiner Berufstätigkeit wartet, der so tut, als wüsste er alles besser, sich aber aus allem heraushält und denkt: Macht es ohne mich, denn ohne mich werdet ihr es falsch machen.

Nein, so will ich nicht werden.

Aber was bleibt einem übrig? Für einen beruflichen Wechsel bin ich zu alt. Großes Engagement in den letzten Jahren wirkt pathetisch und wird von den Kollegen sogar mit Argwohn betrachtet. Kann ich nicht mit Blick auf erbrachte Leistungen eine ruhigere Kugel schieben, das Ankämpfen gegen Bürokratie, Engstirnigkeit, Borniertheit und Unsinnlichkeit Jüngeren überlassen?

Ich muss nichts mehr beweisen, nichts mehr erreichen. Ich darf meine Müdigkeit ernst nehmen und pflegen, muss nicht mehr gegen sie ankämpfen.

Bin ich nach all den Jahren ausgebrannt? Eigentlich nicht.

Erschöpft? Auch nicht.

Es ist eher so, dass ich an einem Punkt bin, an dem ich nicht alles, aber alles, was ich erreichen konnte, erreicht habe. Was ich zu dem Thema Altenpflege zu sagen hatte, habe ich gesagt, und bevor ich zum hundersten Mal dasselbe sage und mir selber zuhören kann, höre ich auf. Von mir kommt nichts Neues mehr oder man nimmt nichts Neues mehr von mir wahr.

Für mich ist die Sache abgerundet und beendet. Jetzt muss ich mich langsam, aber stetig zurückziehen, um Neues in mir entstehen zu lassen.

Noch weiß ich nicht, was das sein wird.

Jugendtrainer in meinem Fußballverein schwebt mir vor. Aber das ist im Moment nicht mehr so sicher.

Mentor für die jüngeren Kollegen, das könnte eine neue Rolle für mich werden. Stiller Förderer jener jungen Kollegen und Kolleginnen sein, die mit dem gleichen Feuer und manchmal zügellosen Eifer für die gleichen Ideale eintreten, wie ich es getan habe. Sie aufrichten, wenn sie mal wieder gegen eine Wand gelaufen sind, ihnen Mut machen, nicht aufzugeben. Mal sehen.

Bevor ich mich entscheide, will ich noch ein wenig die wohlige und selbstgefällige Melancholie genießen. Schließlich hab ich sie mir in all den Jahren verdient.

PS: Im letzen Sommer starben innerhalb von vier Wochen ein Freund und ein lieber Klassenkamerad.

Babu

Was macht man als Vater mit einer 22-jährigen Tochter? Nun ja, man liebt sie, lässt sich gerne von ihr um den Finger wickeln. Was macht man, wenn diese Tochter in einer fremden Stadt studiert, ständig in der Weltgeschichte herumreist und man sie deshalb selten zu Gesicht bekommt? Man vermisst sie und hofft, dass es ihr gut geht. Was macht man, wenn die Tochter sich zu Studienzwecken auf Sansibar aufhält? Ja, wenn man im fortgeschrittenen Alter ist, wenn man in den Manegen des Berufs, der Freizeit und der Familie entbehrlich geworden ist, wenn man seinem Leben keine radikale, jedoch eine gewisse Wendung geben will (und über ausreichend finanzielle Mittel verfügt), dann reist man ihr nach.

Sansibar!

Ein Name wie im Märchen. Sansibar, die Verlockende, der letzte Grund, die Verführung durch das Geheimnisvolle.

Mit meiner späten Schwermut hatte ich in letzter Zeit meine Frau genervt und manchen Bekannten, der mich als Possenreißer und Witzeerzähler kannte, irritiert. Bei geselligen Anlässen war es zuletzt nur noch eine bestimmte Art von Frauen, die meinen Befindlichkeitsschilderungen zuhörte. Mit meiner Vorfreude auf Sansibar wurde ich wieder interessant. Ich musste nur beiläufig erwähnen, einen bestimmten Termin leider nicht wahrnehmen zu können, weil ich dann meine Tochter in Sansibar besuchte. Diese Bemerkung verfehlte niemals ihre Wirkung. Sansibar, eine exotische Insel, und dort einen Urlaub mit der Tochter verbringen. Das weckt Phantasien und Sehnsüchte. Und wo liegt überhaupt Sansibar? Auch diese Frage war vorhersehbar. Jeder kennt den Namen und kaum jemand weiß etwas Genaues.

Wo also liegt Sansibar? Praktisch in jeder größeren Stadt, pflegte ich zu antworten, gibt es eine SansiBar.

Der Studienaufenthalt meiner Tochter in Sansibar stand schon eine gewisse Zeit fest. Ein Professor wollte wohl preiswert nach Sansibar und hatte genau dort ein Projekt angeboten. Wieso, ist mir bis heute nicht klar. Aber der Herr Professor hatte wohl auf die wohlwollende Unterstützung zahlungskräftiger Väter gesetzt und sich damit nicht verkalkuliert. Ich sagte ja schon, dass ich meine Tochter liebe und ihr so gut wie keinen Wunsch abschlagen kann. Sie schlug mir vor, sie zu besuchen, was ich natürlich als Köder durchschaute. Sie wollte nach Beendigung des Projektes noch drei oder vier Wochen unten bleiben und wünschte sich, mit mir zusammen diese Zeit in Tansania und auf Sansibar zu verbringen. Sie meinte es ernst, und ich ließ mich verführen.

Es wurde ein wunderschöner Urlaub.

Der Ausblick auf die Reise gab mir genügend Gelegenheiten, den Alltagstrott zu vergessen, das Unbedeutende vieler Routineverrichtungen zu erkennen und Dinge, die mir immer noch als notwendig erscheinen, einfach zu ignorieren. Meine Melancholie wurde in dieser Zeit auf das Angenehmste befriedigt. Die Reisevorbereitungen beschränkte ich auf das Notwendigste: Visum, Impfungen, Reiseschecks. Ich wollte einfach nur hinfliegen und mich auf alles einlassen, was auf mich zukam. Ich würde ja nicht alleine sein. Bei meiner Tochter, die sich nach einem Aufenthalt von mehreren Monaten sicher auskennen würde, wäre ich bestimmt in guten Händen. Ich stellte mir vor, dass sie sich um mich kümmern würde, wie ich das bei früheren Reisen, als sie noch klein war, bei ihr getan hatte.

Nun können aber Töchter, vor allem unabhängige, die schon mit 15 Jahren wegen der Höhe der Telefonrechnung die Enterbung in Kauf nehmen, die mit 16 Jahren als Austauschschülerin ein Jahr in Kapstadt verbringen und die frühzeitig erklären, dass sie ihren Vater, auch wenn der sich um Ältere kümmere, auf keinen Fall pflegen werden, ziemlich eigenwillig sein.

Zwei Tage vor meinem Abflug rief sie an, ich solle nicht nach Dar es Salaam fliegen, sondern schon in Nairobi aussteigen. Von dort solle ich nach Moshi kommen, wo sie auf mich warten würde. Sie wäre jetzt schon in den Usambara-Bergen, dort wo die gleichnamigen Veilchen herkommen. Von Moshi würden wir, so ihr Vorschlag, den Kilimanjaro besteigen.

Angesichts solcher Überraschungen merkte ich doch, dass ich alt geworden war. Irgendwie hätte ich gerne etwas mehr Planungssicherheit gehabt. Die Spontaneität der Jugend, als ich mit 20 Jahren in einem VW-Bus, dessen Haltbarkeitsdatum längst überschritten war, nach Indien fuhr, ist dahin.

Seit ich Hemingways „Schnee auf dem Kilimandscharo“ gelesen hatte, träumte ich von diesem Berg. Da sollte ich jetzt wirklich hoch? Wie sollte ich das schaffen? Wo liegt überhaupt Moshi, wie komme ich dahin, wie finde ich meine Tochter?

Ein Kollege, den ich etwa zweimal im Jahr auf irgendwelchen Tagungen treffe, hatte mir erzählt, dass es sein Lebenstraum gewesen sei, den Kilimanjaro zu besteigen. Und er hatte sich diesen Wunsch zum Jahreswechsel erfüllt. Er wollte vor seinem 50. Geburtstag auf dem Kilimanjaro gewesen sein. Und er hatte es gerade noch geschafft. Den 50. auf dem Kilimanjaro feiern! Das Bergfest schlechthin! Von solchen Empfindungen war ich weit entfernt gewesen, aber jetzt rief ich ihn an, um mich schnell schlau zu machen. Alles kein Problem, meinte mein Tagungsbekannter, notfalls tragen die Guides einen weißen Touristen nach oben. So sehen also Seniorenreisen in Afrika aus.

Zurück in Deutschland habe ich ganz viele Menschen getroffen, die sich wünschen, den Kibo noch zu besteigen, bevor sie zu alt sind. Den Berg zu sehen, das hatte mich gereizt, aber ich hätte ihn nicht besteigen müssen. Seltsam. Jetzt bin ich oben gewesen.

Bevor es den Berg hochgeht, muss man sich unten an einem Gate eintragen und Eintritt bezahlen. Als der junge bewehrte Uniformierte, der einen Blick für meine Tochter hatte, bemerkte, dass wir Deutsche sind, zeigte er uns die Eintragung eines 80-jährigen Deutschen, der den Aufstieg gewagt hatte. Ich fand die Tat des Greisen genauso bescheuert wie der junge tansanianische Wächter. Was treibt einen 80-Jährigen auf den Kilimanjaro? Ewige Jugend? Beweis der Vitalität? Zum Himmel stürmen, um dort oben gesund zu sterben? Oder einfach nur der verspätete und verkrampfte Versuch, sich einen Lebenstraum zu erfüllen? Auf jeden Fall bringen die Guides einen nicht nur bis oben, sie tragen auch den halb oder ganz Toten wieder herunter.

Möglicherweise stellen sich die Einheimischen die Deutschen als ein Volk von alten Männern und Frauen vor, die nichts anderes zu tun haben, als sich gute Ausrüstungen zu kaufen, die sie von einheimischen jungen Männern nach oben tragen lassen. Dabei sagen sie ständig: „Ja, ja“. Jedenfalls behauptete dies unser Guide, der sich für die Touristen Thomas nannte. Er gab uns eine köstliche Vorstellung, wie es sich anhört, wenn er eine Gruppe Deutscher nach oben führt. Gemäßigten Schrittes ansteigend erzählt einer der Deutschen, und die anderen murmeln unaufhörlich: „Ja, jajaja ...jaaaa, ach ja, jaja, ...“.

Bei allem Respekt, den Thomas uns gegenüber an den Tag legte, er muss sich abends, wenn die Touristen in ihren Hütten versorgt waren, mit seinen Kollegen über uns halb totgelacht haben. Angejahrte reiche Säcke, die etwas absolut Verrücktes unternehmen, sich dabei sehr ernst nehmen und den Unterschied zwischen Kilimanjaro und der Eifel oder dem Fichtelgebirge erörtern.

Als wir drei, Thomas, meine Tochter und ich, nach oben gingen, kamen sie uns dann entgegen: 60-jährige Deutsche, vorschriftsmäßig in Trekkingsachen gekleidet, mit Wanderstiefeln und Gehstöcken versehen. Das Gepäck trugen die Guides. Die rüstigen Bergbezwinger grüßten uns freundlich, ohne stehen zu bleiben, und warfen einen kritischen Blick auf unsere nicht perfekte Ausrüstung. Ich hoffe nicht, dass sie sich für uns als ihre Landsleute geschämt haben, halte es aber für wahrscheinlich.

In Afrika ist alles anders. Wenn man alt ist, sagen es einem die Jungen auch. Thomas, unser Guide, zum Beispiel. Natürlich fühlte er sich mit seiner jugendlichen Kraft mir überlegen. Er versuchte, mir den Rucksack abzunehmen, um mir Marscherleichterung zu verschaffen. Ich weigerte mich. Und Thomas nannte mich lachend: Babu.

„Babu" ist kisuahelisch und bedeutet „Großvater" im Sinne von ehrenwerter alter Mann. Eigentlich also eine Respektbezeugung, aber der leicht heitere Ton und der gierige Blick nach meiner Tochter ließen eine andere Bedeutung vermuten. Während meines Aufenthaltes wurde ich noch oft von jungen Schwarzen als Babu bezeichnet. Es muss ja für sie auch ein seltsames Bild gewesen sein. Eine sehr junge Frau und ein ziemlich alter Mann. Beide mit Rucksack unterwegs.

Die jungen Sansibari fanden uns amüsant und flirteten ungeniert mit meiner Tochter. Sie werden unsere Beziehung wohl richtig eingeschätzt haben. Im Gegensatz zu einem älteren Paar aus den USA und zwei ebenfalls älteren Paaren aus Europa.

Wir trafen sie auf dem Dachrestaurant eines Hotels in Stone Town auf Sansibar. Hier hatte sich ein reicher Amerikaner einen Traum von einem orientalisch-arabisch-indischen Märchenschloss erfüllt. Sehr schön, sehr teuer. Oben auf der Dachterrasse hatten nicht viele Personen Platz, eben wir acht. Traumhaft. Die untergehende Sonne im Meer und unter uns das morbide Stone-Town. Nichts von der Armut, dem Dreck und dem Elend da unten drang bis hier oben in unseren Luxus. Es war tatsächlich wie im Märchen, und für 50 Dollar pro Essen ohne Getränke ließen wir es uns gut gehen. Nur die Blicke der drei älteren Paare waren irritierend. Da werden Phantasien geweckt. Der alte Sack und das junge Ding, *sugar daddy*. Es dauerte nicht lange, und die Phantasien wurden in einem Maße spürbar, dass ich mich genötigt sah, alle anzulächeln und uns vorzustellen: „Meine Tochter". Sicherheitshalber bat ich sie noch, einen Knicks zu machen. Das ging dann doch nicht, weil wir in herrlichen Kissen auf dem Boden saßen.

Die sechs alten Gesichter lächelten zurück und waren zufrieden. Jedenfalls die Damen, zwei waren sogar entzückt. Die Herren waren beruhigt und nahmen nun ungeniert Kontakt mit meiner Tochter auf.

Die Situation war mehr als skurril. Hier oben eine Ansammlung weißer grauer Touristen mit einer jungen Frau im gebärfähigen Alter, jedoch kinderlos, dort unten eine Vielzahl von schwarzen Kindern und Jugendlichen und kaum alten Menschen.

Eigentlich sind mir nur drei alte Menschen in Sansibar und Tansania in Erinnerung geblieben. Ein zahnloser, ehemaliger Seemann mit verschlissener Kleidung und Sandalen, die aus Autoreifen zurechtgeschnitten waren. Er bot sich uns als Führer an, als wir während eines kräftigen Regenschauers unterstanden. Mit schlurfendem Schritt führte er uns durch die verdreckten engen Gassen an zerfallenen Häusern vorbei, denen der ehemalige Reichtum anzusehen war. Er führte uns unter anderem zu einem Souvenirgeschäft, in dem ein würdiger älterer Herr, europäisch gekleidet, auf seinem Stuhl saß. Er schien nichts anderes zu tun, als auf seinem Stuhl zu sitzen, zu warten und hin und wieder eine Zigarette zu genießen. Der Seemann sagte ihm, dass wir Deutsche seien, und er begrüßte uns in akzentfreiem Deutsch und mit einer Verbeugung: „Ich freue mich außerordentlich, Sie hier in meiner Heimat begrüßen zu dürfen." Er hatte in den 60er Jahren in der DDR, die damals für das sozialistische Tansania Entwicklungshilfe geleistet hatte (und es nicht hatte sein lassen, in Stone Town einen Plattenbau zu errichten), Veterinärmedizin studiert und viele Jahre in Ostdeutschland gelebt.

Als Veterinär hatte er auf Sansibar kein Auskommen. Er lebte von Touristen, konnte so aber dem Ideal der Einheimischen vom „easy-going" und der Zeitverschwendung nahe kommen, und das mit europäischem Habitus.

Er war ein Exot im eigenen Land. Aber er entsprach genau meiner Vorstellung von einem in Ehren ergrauten alten Herrn, der distinguiert, höflich und gebildet vor seinem Haus sitzt und sich die Zeit nimmt, nichts zu tun.

Der dritte Alte war geistig verwirrt. Er lebte eingeschlossen in einer Hütte mitten in einer Bananenplantage in der Nähe des Kilimanjaro. Der Sohn schloss ihn morgens, wenn er zur Arbeit ging, in der Hütte ein. Abends brachte er ihm ein Bananenbier und ließ ihn zum Pinkeln aus der Hütte. Damit war meine Vorstellung, dass es alten verwirrten Menschen in nicht hoch technisierten Ländern besser geht als bei uns, nachhaltig zerstört. Wir sperren die Verwirrten zwar auch ein, aber doch wenigstens nicht so erbärmlich.

Als Kontrast zu meinem würdigen, gebildeten alten Herrn mit deutschem Veterinärstudium sind mir zwei alte deutsche gelehrige Schrullen in Erinnerung, die sich vorgenommen haben, die ganze Welt zu bereisen. Ich traf sie bei einem Inder, der in seiner Wohnung im Schichtbetrieb bis zu zehn Personen bewirtete und seine Töchter im Wohnzimmer tanzen ließ. Alleine hätte ich mich nie in diese dunkle Seitengasse voller Dreck, maroden Häusern und herumlaufenden Ratten gewagt. Ich habe alles daran gesetzt, meiner Tochter das Vorhaben auszureden und lieber in einem guten Hotel zu essen. Ich glaube, ich erwähnte schon den Eigensinn meiner Tochter.

In der Wohnung des Inders waren außer uns beiden ein in England lebendes Ehepaar mit indischen Vorfahren und eben besagte zwei Damen knapp über 60, die mir zunächst Engländerinnen zu sein schienen. Alle unterhielten sich auf Englisch. Meine Englischkenntnisse sind leider ziemlich begrenzt, und ich war hoch erfreut, als sich die beiden alten Damen als Deutsche zu erkennen gaben. Jedoch wurden meine deutschsprachigen Beiträge brüsk von meiner Landsfrau mit dem geübten Blick der Oberstudienrätin gestoppt. Es sei hier mit Rücksicht darauf, dass wir uns in einem fremden Land befänden, unhöflich und unangebracht, deutsch zu sprechen. Und so verstand ich mal wieder nur die Hälfte von dem, was meine Tochter mit dem englischen Paar und den beiden Schrullen erzählte. Da wird man alt und hofft auf ein wenig Rücksichtnahme und Verständnis. Vergeblich. Als alter Mann wird man in einem fremden Land von den eigenen alten Landsfrauen belehrt und ausgegrenzt. Aber sie konnten ja auch nicht wissen, dass ich ein Babu sein möchte.

Alterndes Wissen

Ich bin in einer Zeit aufgewachsen, als Menschen mit schwarzer Hautfarbe als „Neger“ bezeichnet wurden. Heute darf ich nicht mal mehr meine geliebten Negerküsse als solche oder als Mohrenköpfe bezeichnen. Menschen mit schwarzer Hautfarbe waren mir aus dem Struwwelpeter, als Sarottimohr oder als „Wer-hat-Angst-vorm-schwarzen-Mann“ bekannt. In Krankenhäusern begegnete ich ihnen als „Nick-Neger“. Das waren Figuren in den Eingangshallen, die den Kopf nickten, wenn man eine Münze zur Unterstützung der Missionierung der armen schwarzen Heidenkinder einwarf. Mir fallen Bücher mit Sammelbildern über Afrika ein, Tarzan und die wilden Schwarzen im Kral, unzivilisierte nackte Menschen im Busch. All dieses aus Kolonialzeiten geprägte Wissen hat mal in mir gewirkt, und es wird wach, wenn ich in Afrika bin. Ich ziehe Vergleiche mit den alten Bildern, versuche mich neu zu orientieren und erzähle meiner Tochter, was mir früher über Afrika beigebracht wurde. Sie lächelt, wenn ich in der Serengeti meine farbigen Eindrücke mit meinen schwarz-weißen Erinnerungen aus frühen Fernsehsendungen abgleiche. Sie will nicht glauben, dass meine Erinnerungen wirklich wahr sind, zweifelt, ob ich mir mein altes Wissen nicht bloß ausgedacht hätte. Für sie komme ich aus einer anderen Welt, aus einer schwarz-weißen Welt, die irgendwann im 18. Jahrhundert existiert hat und längst keine Wirklichkeit mehr ist. Meine Erinnerung ist für sie bedeutungslos.

Ich aber bin auf das alte Wissen angewiesen, um mich zurechtzufinden und das neue Wissen einzuordnen. Es wäre leichter, wenn ich mich mit einem Gleichaltrigen unterhalten und verständigen könnte. Aber es ist keiner da. So stehe ich neben meiner Tochter als unaufgeklärter Rassist, dem vorgeworfen wird, als Kind und Jugendlicher leichtfertig Propaganda aufgesessen zu sein und immer noch Ressentiments gegenüber Farbigen zu haben.

Wenn ich mich mit meinem gleichaltrigen Freund über Afrika unterhalte, fällt ihm irgendwann „Lumumba“ ein, der erste Ministerpräsident der Republik Kongo. Und mir fällt sofort ein: „Lumumba auf der Flucht“. (Am 14.9. 1960 übernahm die Armee unter Mobutu durch einen mit der USA abgesprochenen Putsch die Macht. Lumumba wurde unter Hausarrest gestellt.

Am 27.11.1960 gelang ihm die Flucht aus Leopoldville, an die ich mich so gut erinnere.)

Wir lachen, denn wir haben ein gleiches Wissen, wissen Bescheid, verstehen uns, ohne dass wir etwas erklären müssen. Mit meiner Tochter kann ich mich nicht über afrikanische Zustände unterhalten, ohne dass die Geschichte meines Lernens über Afrika, mein subjektives Wissens über Kolonialzeit, Befreiungskampf, Mission der Heidenkinder und so weiter in meine Gedanken und in mein Reden einfließen. Für mich ist dieses Wissen, das ich im Laufe meines Lebens angesammelt, verarbeitet und einverleibt habe, ein Schatz, auf den ich zurückgreifen muss, wenn ich mich vergegenwärtigen will. Meine Tochter aber will von meinem persönlichen, einzigartigen Wissen wenig wissen. Sie hat ihre eigene Art der Weltvergegenwärtigung, für die mein altes Wissen nur überflüssiger Ballast darstellt. Zu Lumumba fällt meiner Tochter nur ein Longdrink aus Rum, Milch und Kakao ein, der nach Belieben heiß oder kalt getrunken werden kann.

So sind wir Älteren darauf angewiesen, uns mit Gleichaltrigen zu unterhalten, wenn wir uns Dinge neu erschließen wollen. Das ist meist angenehm, weil man Bestätigung erfährt, aber es führt selten zu neuen Erkenntnissen, höchstens zu der Einsicht, dass die Kinder nichts von uns wissen wollen.

Ein Dialog der Generationen wäre also wünschenswert, aber er scheitert, selbst wenn Vater und Tochter zu zweit in einem fremden Land aufeinander angewiesen sind.

Tansania ist ein sehr armes Land, und es fehlt vielfach am Notwendigsten. Erstaunlicherweise findet man fast überall ein Internetcafé. Der Genauigkeit halber muss ich zugeben, dass ich sie nicht gefunden hätte. Meine Tochter wusste, wo sie sich befanden. Und da sie mich mitschleppte, hatte ich bald den Eindruck, dass es in Tansania mehr Internetcafés als in Deutschland gibt. Für mich ein absoluter Widerspruch: hier kaum funktionierende Autos, nichts von der mir vertrauten Hygiene, zurechtgeschnittene Autoreifen statt Schuhe, kein warmes Wasser zum Duschen, aber modernste Kommunikationsmittel. Wie soll ich das verstehen? Ich verstehe ja noch nicht einmal, wie die moderne Technik funktioniert. Während meine Tochter selbstverständlich die Möglichkeiten der weltumspannenden Kommunikation nutzt, sitze ich wie ein begriffsstutziger alter Mann neben ihr. Ich benutze den Computer immer noch wie eine Schreibmaschine. Und selbstverständlich will ich alles schwarz auf weiß ausgedruckt sehen, auch jede E-Mail, denn ich besitze die Nachricht erst, wenn ich sie auf dem Papier sehe. Meine Tochter lacht darüber und verleiht mir den Ehrentitel: „Alter Papa".

Sie ihrerseits ging abends noch mal für zwei Stündchen ins Internetcafé, rief ihre E-Mails von zu Hause ab und schickte Nachrichten durch die ganze Welt. Beneidenswert. An einem Abend versuchte ich, in den Computer meines Büros zu kommen. Ich erahnte die Möglichkeiten des Internets: Man kann nach Afrika in Urlaub fahren, von dort mit dem Computer am heimatlichen Arbeitsplatz kommunizieren und seine Arbeit aus Afrika erledigen. Leider scheint diese exzellente Möglichkeit im Tarifrecht des öffentlichen Diensts noch nicht vorgesehen zu sein. Jedenfalls kam ich nicht in meinen Dienstcomputer rein. Zum Trost zeigte mir meine Tochter, wie ich die Ergebnisse der Fußballbundesliga aufrufen konnte.

Meine Tochter schrieb in Moshi einen Praktikumsbericht, mailte den zur Uni in Deutschland und erhielt ein paar Tage später in Stone Town auf Sansibar eine Rückmeldung. Dass so was geht! Niemals vor dieser Reise hatte ich dieses ausgeprägte Gefühl, zu früh geboren zu sein und deshalb niemals meinen Urlaub in fernen Ländern mit meiner Arbeit verbinden zu können. Man stelle sich diesen paradiesischen Zustand vor: morgens den Kilimanjaro besteigen oder in der Serengeti jagen, abends am Strand liegen oder fischen und zwischendurch im Internetcafé die notwendige Arbeit erledigen.

Zu spät! Denn leider ist es um die medizinische Versorgung, auf die man in meinem Alter bei Bedarf gerne unmittelbar zurückgreifen möchte, zwischen Serengeti und Strand ziemlich schlecht bestellt.

Und dann fehlt mir auch die Unbeschwertheit der jungen Leute, mit anderen Kulturen umzugehen. Mein Bewusstsein für Geschichte, ethnische Besonderheiten und Politik sowie das ständige Bemühen um politische Korrektheit lässt mich die Menschen der anderen Kulturen kaum unmittelbar und unverkrampft erleben. Es läuft gleichzeitig immerzu eine Reflexion ab.

Wir, die wir noch in den 80er Jahren unruhig wurden, wenn wir uns der deutsch-niederländischen oder -französischen Grenze näherten, die nie wussten, wie sie sich verhalten sollten, wenn die Zöllner den Pass musterten, werden niemals ohne Angst, ohne Misstrauen und ohne Ressentiments durch die Welt reisen können. Und unsere Versuche, die anerzogene und konditionierte Distanz zu Fremden rational durch freundliche Offenheit zu kaschieren, enden im Krampf.

Nun halte ich mich ja die meiste Zeit meines Leben nicht in Afrika auf, und da scheint die Frage interessant, ob nicht auch mein berufliches Wissen altert und veraltet?

Seit 1970 beschäftige ich mich mit Altersfragen und sehr intensiv mit der Altenpflege. Bedenkt man, dass erst 1969 der Beruf des Altenpflegers in Westdeutschland kreiert wurde, könnte man sagen, ich war von Anfang an dabei. Und man könnte annehmen, dass ich sehr viel Erfahrung und einen großen Wissensschatz angesammelt habe. Natürlich bin ich überzeugt, dass diese Annahme zutrifft. Aber wer will etwas von meinem individuellen, einzigartigen Wissen wissen? Die gleichaltrigen Kollegen verfügen über den gleichen, nur durch ihre persönliche Geschichte modifizierten Wissensbestand, und den jungen Kollegen ergeht es mit meinem persönlichen Wissen über Gerontologie wie meiner Tochter mit meinem Wissen über Afrika.

Um ganz ehrlich zu sein: Ich selbst halte auch nicht mehr viel von meinem Wissen. Ich kann sie nicht mehr hören, meine Verbalstrategien, meine Argumentationsketten, meine Bilder, die ewig gleichen Begriffe, die Vergleiche und Witze, die phrasenhaft vorgetragenen Thesen, die gesicherten Erkenntnisse und Gewissheiten. Das angesammelte und vertraute Wissen meiner Berufsgeneration, es hängt mir zum Hals heraus. Auf Tagungen kann ich schon ziemlich genau vorhersagen, wann Kollege XY seine kritische Anmerkung anbringt. Jede Stilblüte, jede dialektische Wendung, jede Anekdote, die seit Jahren genau an dieser Stelle erzählt wird, als habe man sie gestern zufällig zum heutigen Vortrag passend erlebt, sind mir bekannt.

Und dennoch: In dem alten Wissen fühle ich mich wohl.

Das neue Wissen, die neuen Begriffe der neuen Generation behagen mir nicht. Auf Tagungen, bei denen die Neuen wortführend sind, komme ich mir vor wie ein Gerontosaurier. Ich merke, wie mir die neuen Begriffe, die sich an der Sprache der Ökonomie orientieren, suspekt geblieben sind: niederschwellige, standardisierte, zertifizierte Qualitätsangebote für Kunden. Mit Kunden sind die gemeint, die ich bisher als alte pflegebedürftige Menschen bezeichnet habe. Oft denke ich, es ist ja eigentlich schon alles gesagt worden, nur werden ständig neue Begriffe gesucht für Alltagsprobleme, die sich niemals lösen lassen. Mit Genugtuung nehme ich zur Kenntnis, dass die Kernprobleme nach wie vor von engagierten Gerontologen aufgegriffen werden, aber sie entdecken die Probleme, die mich seit 30 Jahren beschäftigen, für sich neu und wollen wenig von meinen Erfahrungen wissen. Schade, dass es so schwierig ist, Altes mit Neuem zu verbinden. Einfacher ist es, sich begrifflich weit genug von dem Alltag abzuheben, und schon glaubt man, ihn beherrschen zu können. Ich habe das nicht anders gemacht, nur eben mit psychologischen und soziologischen Begriffen – die allerdings auch ein anderes Bewusstsein transportiert haben.

Heute besitzen die Ökonomen die Meinungshoheit. Die Pflegewissenschaftler und Pflegemanager lieben es, die Dinge mess-, plan-, und berechenbar zu machen. Der Gedanke der Emanzipation, von dem ich immer noch beseelt bin, scheint ihnen ziemlich fremd zu sein. Die Kunst des Verstehens, die Hermeneutik, muss wohl noch von ihnen entdeckt werden. Sie entwickeln immer feinere Pflegetechniken und erheben sie zur Norm, ohne die Pflegebedürftigen einzubeziehen. Sie reden von Kundenorientierung und Individualität und sitzen in Seminarräumen und Besprechungszimmern und tüfteln Pflegepläne aus – natürlich unter Beachtung der Biografie der alten Menschen, über die sie aber leider im Moment nichts wissen. Und der Pflegebedürftige? Statt mit ihm zusammen an seinem Bett einen Pflegeplan zu erarbeiten, wird das in den Heimen immer noch in den Schwesternzimmern erledigt.

Die jungen Gerontologen haben die traditionellen Alten, die wie meine Großtanten den Ruhestand genossen, nicht mehr kennen gelernt. Ihre Großeltern sitzen nicht am Fenster, um das Nichtgeschehen zu beobachten, sondern nutzen den Un-Ruhestand. Dynamik, Erfolg, Aktivität statt Ruhe, Stille, Genügsamkeit. Die Alten – auch in der Form von pflegebedürftigen Alten – sind ein Markt geworden, den es zu erobern und zu bedienen gilt. Bald werde ich zu diesem Markt gehören. Das ist kein Gedanke, der mich ruhig schlafen lässt.

Welche Gefühle werden eigentlich bei den jungen Gerontologen angesichts alter Menschen reaktiviert? Ich weiß es nicht. Ich weiß nur, dass sie sich angesichts des Elends, der Schmerzen, der Sorgen, der Ängste bei hilfs- und pflegebedürftigen alten Menschen fragen, welche Qualitätsmerkmale zu entwickeln, in welche Pflegestufen die Menschen einzustufen sind. Sie arbeiten daran, die „beste“ Pflege zu erreichen. Ich glaube nach wie vor, dass die beste Pflege die ist, die vom Pflegebedürftigen gewollt und akzeptiert wird.

Kommt es zu einem Dialog zwischen den Vertretern des alten und des jungen Wissens, wird an Standpunkten festgehalten, ohne dass man sich näher kommt. „Wir machen den Alten ein Angebot, und die können frei entscheiden“, sagen die Jungen. „Aber was ist mit denen, die nicht mehr entscheiden können oder wollen, die sich vertrauensvoll in andere Hände begeben wollen?“, gebe ich zu bedenken. „Da beginnt eure Pädagogik“, sagen die Jungen. „War die so schlecht?“, frage ich. „Ja“, geben mir die Jungen zur Antwort.

Gut, dass wir in dem Alter sind, in dem uns die Fähigkeit zur Ambiguität zugesprochen wird, jene Fähigkeit, die es uns Gereiften erlaubt, Widersprüchliches nebeneinander stehen zu lassen. Wir bleiben nach außen gelassen und tun so, als wüssten wir, dass jede Generation sich die Welt neu erschließen muss.

Nur, dummerweise, hindert uns unser Wissensballast daran, die neuen Deutungen der Jungen unvoreingenommen zu teilen.

Manchmal komme ich mir vor wie der Pastor Helander aus dem Buch „Sansibar oder der letzte Grund“ von Alfred Andersch. Der Pfarrer will eine kleine Holzfigur, den „lesenden Klosterschüler“, die in seiner Kirche an der Ostsee steht, vor den Nazis retten. Der junge Doktor aus Rostock will die Figur ebenfalls retten.

Ja, der junge Herr Doktor will nur das Beste für die Holzfigur, und interessanterweise hat er keinen Namen. Er braucht keinen, denn er vertritt nicht sich selbst, sondern eine Sache, ein Geschäft. Der junge Mann will magazinieren, und die neue Generation der Gerontologen will auch das Beste für die Pflegebedürftigen, *best markets*, ja sogar die Qualitätsführerschaft. Dahinter verschwinden ihre persönlichen Haltungen, Werteinstellungen und Überzeugungen, die für meine Generation noch so bedeutend sind. Die Neuen sind als Person nicht mehr angreifbar. Sie sind keine Ritter mehr, sie brauchen kein Banner, keine Lanze, keine Rüstung. Sie sind in der Neuzeit der Altenpflege angekommen. Wir dagegen haben das Mittelalter noch erlebt, und der Wandel ging dann doch etwas schnell. Wir Älteren sind in aller

Regel noch religiös erzogen worden, wenn nicht christlich, dann sozialistisch. Wir haben gegenüber der Altenpflege heilige, sakrale Gefühle. Übergeordnete Werte, für die wir jederzeit zu kämpfen bereit sind: Würde, Menschlichkeit, Individualität, Gerechtigkeit, Barmherzigkeit, Unabhängigkeit, und – man wagt ja kaum noch die Menschenrechte zu erwähnen – Freiheit, Gleichheit, Brüderlichkeit. Vielleicht erinnert sich der ein oder andere noch an die Vorstellung von Solidarität.

Die Jungen scheinen sich mehr einer Ethik des Nützlichen verschrieben zu haben. Aber nun haben sie die Deutungshoheit.

So ist das: Wahrheiten sind immer nur in einem historischen und gesellschaftlichen Kontext gültig. Wenigstens diese Erkenntnis der Geisteswissenschaft scheint zu überdauern. Jetzt muss ich mich mit der neuen Sprache und den neuen Deutungen der Wirklichkeit auseinandersetzen oder mich aus meinem Berufsfeld verabschieden. Nichts wäre schlimmer, als in die Rolle des älteren Kollegen zu geraten, der nicht mehr Schritt hält, der sich Neuerungen verschließt und beharrlich auf die Wahrheit seines alten Wissens pocht.

Besonders peinlich wird es, wenn ein alter Gerontologe auf Tagungen genau jene Vergesslichkeit und Unkonzentriertheit an den Tag legt, die es nach seiner Lehre von der richtigen Ernährung, Bewegung und dem geistigen Training nicht geben dürfte. Das Defizitmodell vom Alter, dessen Widerlegung seine wissenschaftliche Arbeit galt, holt ihn am Ende unwiderlegbar ein. Dennoch beharrt er, ohne dass ihn jemand gnädig davon abhält, auf der Richtigkeit seiner alten Lehre.

Nein, ich muss am Ball bleiben, mich meines Wissens auf Tagungen vergewissern. Ich merke aber, dass ich lieber mit ebenfalls gealterten Kollegen in den Pausen oder beim abendlichen Bier über alte Geschichten und Personalien rede. An allem nagt der Zahn der Zeit, auch an Gerontologen und an gesichertem Wissen sowieso.

Ein frischer Wind ist deshalb nicht schlecht. Aber warum soll man die Kirche nicht im Dorf lassen?

Die 50plus-Generation

Wir sind nach dem 2. Weltkrieg geboren und haben bisher nur erlebt, dass es aufwärts geht. Vielleicht haben wir nicht immer alles sofort bekommen, aber wir lebten in der Gewissheit, à la longue auf nichts verzichten zu müssen. Zuerst kamen das gute Essen, die Möbel, der Kühlschrank, die vollautomatische Waschmaschine, der Fernseher, die Tiefkühltruhe, das Telefon, das Auto bei den Eltern, bei uns das Moped, der VW-Käfer, Reisen, der BMW, Mallorca, das Familienauto, Fremdgehen, Fernreisen, Scheidung, der Computer, das Handy, Internet. So soll es ruhig weitergehen.

Wir haben uns unser Leben lang alles gegönnt, und jetzt sind wir über 50 und sagen: Jetzt gönn ich mir erst recht was.

Haben wir überhaupt auf irgendetwas verzichten müssen? Was haben wir versäumt? Auf sexuellem Gebiet lief alles optimal. Als unsere fruchtbare Zeit begann, war die Pille gerade erfunden, als Aids die sexuelle Freiheit bedrohte, war unsere Zeit schon fast zu Ende, und sollte es heute noch mal darauf ankommen, hält die Pharmaindustrie potenzsteigernde Mittel bereit.

Kriege haben wir nie erlebt. Die Gehälter stiegen so beständig wie unsere Ansprüche. Auf Verzicht und Rückschritt sind wir nicht programmiert.

Wir klagen ohne Grund das Recht ein, uns zu verwöhnen, uns etwas zu gönnen. Wir tun so, als hätten wir uns unser Wohlergehen verdient, als hätten wir jahrzehntelang Leistungen für Gesellschaft und Familie erbracht und dürften nun einiges zurückfordern. Ein neues Bad für die private Wellness, ein viel zu großes, aber bequemes Auto. Wir kaufen uns Kleider, die wir zwar bezahlen können, die uns aber in jungen Jahren besser zu Gesicht gestanden hätten. Unsere Frauen zwängen sich in Lederkostüme, deren Oberfläche glatter ist als ihre eigene Haut. Touristikunternehmen halten eigens Hotels für uns über 50-Jährige vor, die es verdient haben, sich einen gehobenen Anspruch im Urlaub zu gönnen. Verkäufer von Motorrädern bieten uns eine kostenlose Probefahrt mit einer Harley-Davidson an, damit wir endlich die Freiheit, auf die wir bisher angeblich verzichten mussten, genießen können.

In Hundertschaften fallen wir jungen Grauen in die Weingegenden ein, sitzen abends vor den Wohnmobilen und singen: „Wir versaufen unser Oma ihr klein Häuschen. Und das der Kinder und Enkelkinder gleich mit.“

In unserem ersten Lebensentwurf hatten wir davon ausgehen müssen, dass die besten Jahre mit 50 Jahren vorbei wären, so wie wir das von unseren Eltern und Großeltern kannten. Jetzt ist es anders gekommen. Wir sind bei guter bis bester Gesundheit und können unser Älterwerden selbst bestimmen. Wir können tun und lassen, was wir wollen. Für diejenigen unter uns, die nicht wissen, wie selbstbestimmtes Altern geht, werden Seminare und Workshops angeboten.

Selbst ich wurde von meiner Heimatstadt zu einem Treffen der über 55-Jährigen eingeladen, um mir Gelegenheit zu geben, mit meinen Altersgenossen Kontakte zu knüpfen und gemeinsame Interessen zu verfolgen. Da sitze ich nun mit rund 250 Altersgenossen, und eine Animateurin, der ich den Namen „Tamara Zwar“[1] gebe, redet mir vor, was ich längst weiß: Ich hab was geleistet, ich darf mir was gönnen, ich habe genügend Kompetenzen, ich muss mir von keinem Jüngeren etwas vorschreiben lassen. Und sie selbst, versichert Tamara, wolle uns auch nichts vorschreiben. Wir sollen alles unter ihrer fachkundigen Leitung selber machen. Tschaka!

Wir hätten doch bestimmt Wünsche, Interessen, irgendwas, das wir gern tun möchten, geht sie uns forsch an. Sie fordert uns auf, alles, was wir gerne mit anderen unternehmen möchten, frei heraus zu nennen.

Tanzen, sagt eine Altersgenossin, das sei immer ihr Wunsch gewesen. Aber leider, ihr Mann sei wie alle Männer eben tanzfaul gewesen. Ich mustere die Tanzwillige, um zu sehen, ob ich wohl Lust hätte, ihr den Wunsch bei Gelegenheit zu erfüllen. Ich könnte mich ja bei Gefallen ihrer Neigungsgruppe anzuschließen.

„Tanzen!“, stampft Tamara Zwar und spielt die Entrüstete, die sich mit bescheidenen Wünschen alter Menschen, die etwas Besseres verdient haben, nicht zufrieden geben will. Die Tanzwillige solle noch mal überlegen. Als Mädchen habe sie doch bestimmt davon geträumt, Balletttänzerin zu wer-

---

[1] ZWAR ist die Abkürzung für „Zwischen Arbeit und Ruhestand“, eine Zentralstelle, die sich als Hilfe zur Selbsthilfe für Menschen ab 50 in Nordrhein-Westfalen versteht

den. Das will Tamara Zwar hören: Versäumtes nachholen. Neues, Ungewohntes, Fremdes, Veränderung! Darin liege das Geheimnis des glücklichen Lebens im Alter. Selbstverwirklichung ist angesagt.

Aber wie soll man sich selbst verwirklichen, wenn man das in seinem ersten Leben nicht gelernt oder nicht geübt hat? Ja, sicher habe sie von einem Ballettkleidchen geträumt, höre ich interessiert meiner zukünftigen Tanzpartnerin zu – aber jetzt wünsche sie sich einfach ein bisschen Gesellschaftstanz.

Tamara Zwar listet alle Wünsche der anwesenden jungen Alten an einer großen Tafel auf: Fahrradtouren, Wanderungen, Fotografieren, Weinseminare, Tanzen, Theaterbesuche, Malen, Gedächtnistraining, Computer- und Sprachkurse.

Nichts wirklich Neues. Die Liste deckte sich ziemlich genau mit den Angeboten einer Messe für Menschen ab 50, die ich kurz zuvor besucht und als überflüssig erlebt hatte. Die neuen Alten sind also berechenbar.

Kurz bevor die Wunschliste für die Menschen zwischen Arbeit und Ruhestand von Tamara beendet wurde, hatte ich den Mut, mein Interesse zu benennen.

„Ich würde mich gerne mit anderen über das Ableben unterhalten", sagte ich einfach so in die heitere Stimmung, und um die Ernsthaftigkeit meines Anliegens zu unterstreichen, ergänzte ich: „Zum Beispiel frage ich mich, ob ich mich in dem Ort, in dem ich heute lebe, beerdigen lassen soll oder lieber in dem Dorf, aus dem ich komme."

Die Tanzwillige, die bis dahin wohl nichts gegen meinen Anschluss an ihre Gruppe gehabt hätte, fragte sich jetzt offensichtlich, ob ich noch alle Tassen im Schrank hätte. Tamara Zwar war auf ungewöhnliche Äußerungen trainiert und lachte in die Runde: „Da werden Sie bei den hier Anwesenden kein Glück haben." Sie hatte Recht. Mein Wunsch wurde noch nicht mal in der Liste aufgenommen.

Ich werde mich den 50pluslern nicht anschließen, denn ich habe eine andere Vorstellung von Selbstbestimmung und Selbstverwirklichung im Alter. Ich denke eher an Befreiung als an Vergnügungssucht. Wehmütig erinnere ich mich an die Kalendergeschichte „Die unwürdige Greisin" von Bertolt Brecht. Die alte Dame, die Brecht beschreibt, befreit sich nach Jahren der

Knechtschaft als Tochter, als Frau und als Mutter und lebt die letzten beiden Jahre als alleinstehende Person ohne Verpflichtungen und ohne sich um das bürgerliche Ansehen zu kümmern. Genau betrachtet lebte sie hintereinander zwei Leben, heißt es bei Brecht. Er beschreibt sie: Man sieht ein winziges Gesichtchen mit vielen Falten und einem schmallippigen, aber breiten Mund. Viel Kleines, aber nichts Kleinliches.

Aber es ist lange her, dass Brecht diese Geschichte schrieb, und wahrscheinlich ist meine Vorstellung von Altersfreiheit antiquiert. Die 50plus-Generation wird sich nicht befreien müssen, weil sie nie unterdrückt war. Es gibt keine Knechte Pipe mehr wie in dem Film „Kleine Fluchten“: Nach dem Ausscheiden aus dem Arbeitsleben auf einem Bauernhof bleibt Pipe ein Knecht. Von der ersten Rente kauft er ein Moped und fährt in die Welt hinaus. Ihm, der sich als Knecht immer nach den Vorstellungen der anderen zu richten hatte, sind erstmals in seinem Leben kleine Fluchten gegönnt.

Ich werde mir Gleichgesinnte suchen, die mit mir neue Formen des Alters und neue Altersfreiheiten entdecken und erproben wollen. Zum Beispiel neue Formen der Erotik.

Es ist so unglaublich schief, wenn alte Frauen die Koketterie des jungen Mädchen aufsetzen, wenn alte Männer die Anmachsprüche der Jungen klopfen und den Frauen ihren bewährten Dackelblick zuwerfen.

Ich stelle mir vor, dass es alterspezifische Formen des Flirts geben kann. Früher machten mich attraktive Frauen in meiner Nähe nervös, heute bleibe ich kühl, aber natürlich interessiert und kann ihren Anblick wunderbar entspannt genießen. Hinsehen und genießen und das Ganze ohne Spannung und Erregung. Ein Geschenk des vorangeschrittenen Alters. Und es müsste doch ein Vergnügen sein, den Frauen zu sagen, wie attraktiv sie sind, ohne ihnen zu nahe treten zu wollen. Es muss doch herrlich sein, Frauen Komplimente zu machen, ihnen zu sagen, wie toll ihr Parfüm riecht, wie schön sie lächeln, ohne jegliche Eroberungsabsicht. Charmeur der alten Schule, das könnte doch eine angenehme Rolle für ältere Herren sein, sowohl gegenüber älteren als auch jüngeren Frauen.

Vielleicht gelingt es uns in unserer neuen Arbeitsgruppe auch, Formen des Feierns mit reduziertem Alkoholgenuss zu entwickeln. Ganz ehrlich: Es gibt nichts Lächerlicheres als alte Männer und Frauen, die betrunken ihre

Jugend leben, und es gibt nichts Erniedrigenderes als alte Männer und Frauen, die am nächsten Tag keine Kraft mehr haben, sich von dem Rausch zu erholen.

Oder wir entdecken eine neue Art der angemessenen Kleidung im fortgeschrittenen Alter. Ich jedenfalls will mich nicht mehr in enge Jeans zwängen und keine die Figur abzeichnenden T-Shirts mehr tragen. Ich überlege, mehr Anzüge mit Weste und Uhrkette zu tragen, dabei eine Zigarre rauchend. Das wäre gediegen, seriös, milde, großzügig, gelassen, verständnisvoll und ohne Flausen.

Allmählich werden meine Lebenskreise enger und ich finde es an der Zeit, mich mit Begriffen wie Ruhe, Stille, Beschaulichkeit, Bescheidenheit, Entbehrlichkeit, Verzicht, Vergänglichkeit, Entpflichtung und Verfall auseinandersetzen zu müssen. Ich sollte wohl auch langsam die Fähigkeit trainieren, Hilfe anzunehmen und mich in andere Hände zu begeben, freilich ohne dass ich mich aufgeben muss. Berufsbedingt habe ich immer wieder feststellen müssen, dass es leichter ist, anderen zu helfen, als sich helfen zu lassen. Sich in andere Hände begeben können ist bisher noch nicht in den Katalog der wünschenswerten Kompetenzen alter Menschen aufgenommen worden. Dies zu ändern könnte eine lohnende Aufgabe für meine Gruppe sein.

Als kompetent gelten dagegen 80-Jährige, denen der Umgang mit dem Handy so vertraut ist, dass sie nach der Hüftoperation direkt aus dem Krankenbett allen die erfolgreiche Operation mitteilen und überall verkünden können, dass sie bald wieder dabei sein, wieder mitten im Leben stehen werden. Heute wollen die Alten nicht mehr in Ruhe gelassen werden, und sie selbst wollen niemanden mehr in Ruhe lassen. Wahrscheinlich werden sie noch ihren letzten Atemzug auf irgendeine Mailbox hauchen.

Früher fand ich wenigstens auf Bahnreisen noch Zeit für Stille und Beschaulichkeit. Ohne was zu tun, konnte ich der Landschaft zusehen oder einfach im Abteil sitzen, ich musste nicht reden, konnte das Schweigen der Mitreisenden genießen, konnte Tagträumen nachhängen oder mich in Lektüre vertiefen. Gut, manchmal wollte eine alte Dame mir unbedingt die Bilder ihrer Enkelkinder, die sie besucht hatte, zeigen. Aber heute ist die einzelne alte Dame durch ein Heer von alten Handyträgern ausgetauscht worden. Alle unterhalten mich mit ihren Anrufen, die ich gar nicht hören will. Es sind längst nicht nur die geschäftigen Damen und Herren in Berateranzügen und Beraterinnenkostümen. Immer mehr alte Damen und Herren, die nur noch für sich selbst da sind, die in Urlaub fahren oder ihre Kinder besuchen, lassen es klingeln oder reden munter drauflos. Sie teilen der Tochter nicht einfach mit, wann sie ankommen werden, sondern erzählen es ihr und erörtern geschäftsmäßig, ob sie abgeholt werden oder sich doch lieber ein Taxi nehmen sollen: „Du musst es nur sagen. – Taxi geht aber auch. – Du musst dir keine Umstände machen. – Kümmere dich lieber um die Kinder. – Wenn es dir natürlich keine Umstände macht. – Schön, dann hol mich ab.– Wo find ich den Taxistand, ich meine, wenn du es doch nicht schaffst.“

Noch schlimmer erlebte ich meine handybesessenen Altersgenossen, als ich mich in den Alpen erholen wollte. Dort gibt es zwar keinen Kilimanjaro, aber genügend andere hohe Berge und zahlreiche Seil- und Schienenbahnen, die uns Alte nach oben bringen. Dagegen ist nichts einzuwenden. Wären da nur nicht die Handyträger, die, oben angekommen, sofort meine und die Ruhe der zu Hause gebliebenen Kinder stören: „Hallo? – Seid ihr da? – Diese Aussicht! – Ratet mal, wie hoch wir sind! Dem Himmel ganz nahe.“

Und da, werden die Kinder denken, gehören die Alten auch bald hin.

Attraktives Altern

Anleitungen für ein glückliches, erfolgreiches, aktives, mobiles, gesundes, kompetentes Alter:

- Setzen Sie mit 55 oder 60 Jahren ein Kind in die Welt. Verkünden Sie voller Stolz, dass Sie jetzt endlich wissen, worauf es im Leben ankommt. Dass Sie in jungen Jahren viel zu sehr mit sich selbst beschäftigt waren, aber jetzt Muße haben, sich ganz auf Ihr neues Kind zu konzentrieren und ein guter Vater zu sein. Teilen Sie Ihre späte Erkenntnis auch Ihren erwachsenen Kindern aus erster oder zweiter Ehe mit. Alle sollen sich mit Ihnen über Ihre reife Leistung freuen.
- Fragen sie in der Apotheke selbstbewusst nach einem potenzfördernden Mittel. Lassen Sie sich ausführlich beraten. Schildern Sie exakt Ihre Erektionsprobleme, damit sich der erfahrene Apotheker und die anwesenden älteren Kundinnen ein Bild von Ihrem Leistungsanspruch und Leistungsniveau machen können.
- Genießen Sie die Freiheit eines Sportcoupés. Geben Sie Ihre Lebensversicherung für den Kauf in Zahlung. Und dann fahren Sie los. Erzählen Sie ihren Freunden von der sportlich harten Federung, und lassen Sie es sich nicht nehmen, im Stile der Kriegsberichterstattung die Rückenschmerzen zu schildern, die Sie während und nach der Fahrt aushalten.
- Fahren Sie mit Ihrem Traummotorrad rasant durch die Kurven. Sollten Sie tödlich verunglücken, wird man sich bestimmt über Ihren straffen Körper wundern, den Sie sich in der Mucki-Bude antrainiert haben. Sie waren ein toller Hecht. Nur leider, Ihre Organe sind für eine Transplantation zu alt.
- Überlassen Sie Extremsportarten nicht den jungen Leuten. Probieren Sie alles aus, was es in Ihrer Jugend nicht gab. Sie haben ein Recht auf Sportunfälle, deren Behandlung Ihre Krankenkasse bezahlt. Schließlich haben Sie mehr einbezahlt als die Jungen.

Für den Fall, dass sich trotz all Ihrer Bemühungen, fit und gesund zu bleiben, im Alter unangenehme Begleiterscheinungen einstellen, sei Ihnen positives Denken empfohlen. „Nehmen Sie alle weiteren Veränderungen, die das Älterwerden mit sich bringt, wohlwollend an", heißt es in einem der vielen Ratgeber für das richtige Altern. Ich höre mich morgens schon sagen: „Na, was macht denn heute mein kleines Prostata-Karzinom?" Wahrscheinlich wird es nichts sagen, aber mich beim Pinkeln behindern.

Setzen Sie alles daran, gesund zu sterben. Schaffen Sie sich einen Vorrat Schlaftabletten oder Zyankali an oder besorgen Sie sich eine Pistole, damit Sie Ihr Leben rechtzeitig, bevor es zur Belastung wird, beenden können.

Wechseljahre

Man altert, wie man gelebt hat. Dies ist, wie ich schon erwähnte, eine verbreitete und anerkannte Ansicht, die in der Alternsforschung als Kontinuitätstheorie bekannt ist. Man altert und bleibt sich in all den Jahren ziemlich treu. Ängstliche bleiben ängstlich, Weltoffene bleiben neugierig, Wichtigtuer bleiben sich selbst die Wichtigsten, Bescheidene bescheiden sich weiterhin, Zänkische können das Zanken nicht sein lassen, Selbstzufriedene bleiben unerträglich und Glückliche lassen sich durch nichts in die Suppe spucken.

Ich war ein großer Anhänger dieser Theorie, merke aber jetzt, da ich in die Jahre komme, dass ich, obwohl ich entschlossen bin, mir treu zu bleiben, verändert werde. Ständig wird mir vor Augen geführt, dass ich nicht mehr derjenige bin, der ich glaube zu sein.

Man lebt sich so durch den Tag, und immer häufiger erlebe ich Sprünge, Brüche und Risse. Die Finger wollen bei manchen Verrichtungen nicht mehr so wie früher. Gelenke schmerzen. Nach dem Aufstehen am Morgen müssen sich meine Füße zuerst mal bei den ersten Schritten zurechtfinden. Bei der Rasur vor dem Spiegel fallen mir Veränderungen an der Haut auf, kleine Wölbungen oder Dellen, die gestern noch nicht da waren und die ich fortan beobachten will. Allmählich werden einem die neuen Flecken auf der Haut vertraut, dafür fallen einem vertraute Namen von Nachbarn nicht mehr sofort ein. Ich reagiere öfter gereizt als früher, werde laut, wo ich früher ruhig blieb. Meine Frau wird ihrer Mutter immer ähnlicher, was ich ihr aber nicht sagen darf. Bei mir selbst entdecke ich immer mehr Ähnlichkeit zu meinem Vater. Weder meine Frau noch ich hatten das so geplant. Einiges scheint anders zu kommen, als man gedacht hatte.

Ich war einmal ein rasanter Autofahrer, der an einem forschen Vorankommen interessiert war. Nun befinde ich mich an der Parkplatzausfahrt eines Baumarktes und will mich in den Verkehr einer stark befahrenen Straße einfädeln. Ich warte geduldig auf eine Lücke. Normalerweise spiele ich in solchen Situationen mit Gas und Kupplung, damit ich die kleinste Chance wegzukommen rasch nutzen kann. Heute geht das nicht. Die Schmerzen in meiner rechten Schulter hindern mich, ständig nach links und rechts zu sehen. Also bin ich gezwungen, eine etwas größere Lücke im fließenden Verkehr abzuwarten. Das versteht ein Autofahrer hinter mir nicht. Er setzt sich links neben meinen Wagen, und als die Lücke endlich da ist, prescht er an mir vorbei. Ich muss stehen bleiben. Die nächste Gelegenheit wird dauern. Um nicht ganz tatenlos zu bleiben, nutze ich die Wartezeit, um über meine veränderte Reaktionsfähigkeit (und wie ich diese Geschichte am besten in einem Buch beschreiben kann) nachzudenken. Dummerweise hindern mich meine Reflexionen, eine erneute Lücke, die sich plötzlich auftut, zu nutzen. Die Fahrer hinter mir hupen. Ihren Gesichtern ist anzusehen, was sie über mich denken: Ein schusseliger alter Mann kommt nicht in die Gänge. Dieser Trottel bin ich. Komisch, bisher hab ich das immer über andere Verkehrsteilnehmer, die nicht schnell genug waren, gedacht. Plötzlich erklärt man mich zum Verkehrshindernis.

Wie pariere ich diesen Angriff auf meine Identität? Was kann ich in dieser unwürdigen Situation tun, um mich nicht der Lächerlichkeit, dem Spott und dem Zorn der anderen Autofahrer auszusetzen? Für eine Verteidigungslinie ist es längst zu spät. Die Lächerlichkeit hat mich schon getroffen. Listig greife ich zu einem Ausweichmanöver. Ich fahre aus der Schlange heraus, halte an der Seite und will dort warten, bis der Verkehr abgeflossen ist. Es ist Samstagmittag gegen 13 Uhr. Das Warten kann also höchstens bis zum Geschäftsschluss dauern. Dem Kampf entronnen, erkläre ich mich zum Sieger. Belustigt sehe ich zu, wie die Eiligen verzweifelt in die kleinsten und manchmal nicht vorhandenen Lücken hineinstoßen wollen. Ach, ihr armseligen Drängler. Seht mich an! Ich blicke auf euch herab. Tatsächlich sehen mich einige der bemitleidenswerten Eiligen an, und diese Blicke zeigen mir, dass ich mich besser wieder in die Schlange einreihen sollte. Mein Ausscheren war der untaugliche Versuch eines älteren Mannes, sein Gesicht zu wahren.

Was macht man, wenn die Selbsteinschätzung vom funktionierenden Mann in den besten Jahren durch die Fremdeinschätzung einen Riss bekommt? Steht man darüber? Sucht man neue Stärken? Findet man sich damit ab? Wird man trotzig? Kehrt man in sich? Wartet man, bis ein Institut für angewandte Gerontotherapie einen Kurs zur Verbesserung der Reaktionsfähigkeit anbietet?

Auf keinen Fall kann man so weitermachen wie bisher. Nach dem Vorfall vor dem Baumarkt beschloss ich, das Kapitel „rasanter Autofahrer" zu beenden.

Es kommt noch schlimmer. Neuerdings werde ich von jüngeren Frauen aus dem Bekannten- und Verwandtenkreis berührt oder gestreichelt. Motto: Hat er sich nicht jung gehalten, unser alter Mann. Offensichtlich geht keinerlei erotische Spannung mehr von mir aus. Man kann mich gefahrlos berühren. Gegen eine spannungsfreie Erotik hätte ich ja, wie gesagt, in meinem Alter nichts einzuwenden. Aber das muss ja nicht den Verzicht auf jegliche erotische Ausstrahlung bedeuten. Ich werde mich damit abfinden müssen. Das Spiegeln in den Augen der Frauen ist vorbei. Die Jungen bestimmen die Regeln der Erotik. Wir Alten sind die Leidtragenden. Wir werden einfach berührt und gestreichelt wie Teddybären.

Eine hübsche junge Frau oder, sagen wir, ein hübsches Mädchen, weil ja in meinem Alter alle Frauen bis etwa 30 Jahre als Mädchen durchgehen, sieht mich interessiert an. Sie wirft mir einen Blick zu, den ich gerne auffange. Sie blickt weg, und dann kommt ein zweiter Blick, und sowohl sie als auch ich halten fast eine Sekunde dem Blick des anderen stand. Schon bin ich in der Welt der Liebe. Nervös nehme ich die Brille ab, damit mir die Hübsche beim nächsten Blick direkt in die Augen sehen kann. Dabei stelle ich fest, wie verschmiert meine Augengläser sind. Da die Hübsche mich nun keines weiteren Blickes würdigt, ist anzunehmen, dass ihr zweiter Blick nicht von ihrem Interesse an mir beseelt war, sondern eher der Vergewisserung diente, ob meine Brille tatsächlich so schmutzig ist, wie sie beim ersten Blick gedacht hatte. Vielleicht wollte sie sich aber auch nur beim zweiten Mal überzeugen, ob der alte Mann, also ich, tatsächlich glauben könnte, sie könne Gefallen an ihm finden.

Entweder ein Institut für Gerontohygiene bietet bald ein Wellness-Wochenende zum Thema „Frische Liebe im reifen Alter" an, oder ich kann auch dieses Kapitel beenden. Letzteres wird wohl das Klügste sein, denn in der Erotik bleibt nichts beim Alten, und mir, dem Alten, bleibt nur das Träumen.

Wohlan denn, Herz, nimm Abschied und gesunde!

Ob ich will oder nicht, ich werde verändert. Ein Blick in meine Zukunft sagt mir, dass es noch schlimmer als schlimm kommen wird. Schließlich habe ich Tausende von alten Menschen kennen gelernt, und ich weiß, wie es jenseits der 75 und 80 im Schattenreich des Alters aussieht. Meine Zähne verändern sich schon, meine Blase lässt das ein oder andere Tröpfchen aus sich heraus, der Kreislauf spielt sein eigenes Spiel. Irgendwann stehe ich mit meinem Körper vor den Fragen:

- Wer wird mir mein Gebiss herausnehmen, reinigen und wieder einstecken?
- Wer wird mich füttern?
- Wer wird meinen Po abwischen?
- Wer wird meine Urinspuren auf dem Boden beseitigen?
- Wer wird mich baden?
- Wer wird meine vollen Unterhosen waschen?
- Wer wird mir die Zeitung vorlesen?
- Wer wird bei mir sein und mir zuhören oder mir etwas erzählen?
- Wer wird mich trösten?
- Wer schenkt mir ein Lachen?
- Wer hört meinen Witzen zu?
- Wer hilft mir in die Strümpfe?
- Wer schenkt mir ein Bier ein und reicht mir den Strohhalm, dass ich es trinken kann?

Die Hoffnung auf ein selbst gestaltetes und selbstbestimmtes Leben im hohen Alter, der Glaube an Machbarkeit, Planbarkeit und Steuerbarkeit auch in den Jahren nach dem 75. oder 80. Lebensjahr ist ziemlich naiv. Wir haben zwar Jahre hinzugewonnen, aber nicht unbedingt gesunde Jahre.

Vielleicht sollte ich, der weiß, was kommen wird, mich langsam auf den Verschleiß umstellen und einen neuen Lebensentwurf riskieren. Der unbedingte Wille nach Autonomie, nach selbstbestimmtem Leben, wird an den Widerwärtigkeiten des hohen Alters zerbrechen. Je älter ich werde, umso mehr werde ich auf andere Menschen angewiesen sein. Lohnt sich da nicht ein allmählicher Richtungswechsel, von der Autonomie zur Verbundenheit? Sollte ich nicht anfangen, meine Wohnung umzugestalten, damit ich darin alt werden kann? Sollte ich nicht Beziehungen stärker pflegen? Müsste ich nicht meine Ansprüche zurückschrauben?

Die Beschäftigung mit solchen Fragen fällt nicht leicht, solange man noch im Saft steht. Das kann man immer noch machen, redet man sich ein. Aber ich stehe nicht mehr im vollen Saft, ich merke die Minderungen, den Verschleiß und kann mir ausrechnen, dass sie sich zu Defekten und Defiziten auswachsen werden.

Viele stellen sich den Gedanken an ein Leben in Abhängigkeit oder Verbundenheit schlimm vor und wünschen sich nichts sehnlicher, als vorher zu sterben. Meistens erfüllt sich dieser Wunsch nicht, und dann steht man da mit seinen Arthrosen, seinem Schlaganfall, seinen Sprachstörungen, seinem krummen Rücken, kaputten Gelenken, seiner Herzschwäche und Atemnot, seinem Wasser in den Beinen, den Schwindelgefühlen, der Blasenschwäche, dem Diabetes, dem geistigen Abbau. Dann lebt es sich schlecht weiter wie gewohnt.

Menschen sind auf eine sonderbare Art und Weise überrascht, wenn sie im Alter feststellen, dass sie nicht mehr können, wie sie wollen. Sie haben den Umgang mit Schwächen nicht eingeübt und wissen nun nicht mehr weiter. Sie haben nicht gelernt, wie man Hilfe annimmt, ohne sich aufzugeben. Einige verzweifeln daran, sehr wenige wählen den Freitod, andere hadern mit ihrem Schicksal, in das sie sich nicht fügen wollen, und viele klagen jetzt die uneigennützige Unterstützung der Gesellschaft ein, verlangen, dass man ihnen sofort gibt, wozu sie selbst nie bereit waren. Plötzlich entdecken sie, die Hilfsbedürftigkeit bei anderen Menschen als Schwäche empfanden, dass der Staat, die Gesellschaft viel zu wenig für die Armen und Beladenen tut. Für alles sei Geld da, tönen sie, nur jetzt im Alter, wo sie unfreiwillig auf Hilfe angewiesen seien, sei keiner für sie da.

Ich denke, dass wir in die Jahre Gekommenen nicht nur eine Verantwortung für den Erhalt unserer Gesundheit haben, sondern auch eine für unsere künftige Hilfs- und Pflegebedürftigkeit. Es hilft nicht wirklich, die kommenden Jahre der Beschwerden und Krankheiten auszublenden und darauf zu hoffen, dass man sich rechtzeitig erschießen oder eine erlösende Pille bekommen wird. Kaum einer wird dies wirklich tun, und dann ist auch mal wieder keiner da, der einen ohne weiteres erschießen wird. Viele wissen nicht mehr weiter, wenn sie das Siechtum unvorbereitet erwischt. Plötzlich hat man mit 80 Jahren einen künstlichen Darmausgang und ekelt sich vor der eigenen Scheiße. Aber man muss weiterleben.

Wir noch rüstigen Alten müssen ja nicht von jetzt auf gleich unser Leben ändern, aber wir könnten uns doch schon einmal fragen, wie wir unser Leben mit Einschränkungen und Angewiesensein einrichten, wie wir uns auf ein Leben mit Kompromissen und Zugeständnissen einstellen wollen.

Es ist gar nicht so schwer, die Schattenseiten des Alters in seine Überlegungen zu holen. Die Konfrontation mit den Hinfälligkeiten und Unappetitlichkeiten erschreckt nur zu Beginn. Dann macht sie nachdenklich. Unglücklich wird man davon nicht. Das Gegenteil ist der Fall, wenn es uns gelingt, unsere Phantasie, Kreativität und Schaffenskraft auf die Gestaltung einer Welt der Pflege zu konzentrieren. Warum muss ich als Pflegefall in geschlossenen Gebäuden vegetieren? Könnte man nicht die alten Menschen mit ihren Betten in die Treibhäuser von Gärtnereien schieben? Und ist es nicht machbar, dass Gärtner so ausgebildet werden, dass sie beides pflegen können, die Blumen und Pflanzen sowie die Menschen?

Vielleicht will man sich im dritten Lebensalter nicht alles vorstellen, was im vierten auf einen zukommen kann. Aber manchem ließe sich gewiss vorbeugen. Ich will zum Beispiel auf keinen Fall so enden wie das uns benachbarte kinderlose Ehepaar, die beide über 80 stolz und einsam ihre restlichen Jahre ableben.

Das Haus der Nachbarn ähnelte im Laufe der Jahre immer mehr dem Ideal des Schöner Wohnens. Sie haben mehr Räume, als sie bewohnen können, einen viel zu großen Garten, den sie alleine längst nicht mehr pflegen können. Jetzt im Alter herrscht bei ihnen Grabesruhe. Neuerdings lassen sie sich das Essen durch einen fahrbaren Mittagstisch bringen. Da sie immer schon ein gestörtes Verhältnis zu Kindern und Jugendlichen hatten, kann ich mir gut vorstellen, wie sie sich an den neidischen Blicken der Zivildienstleistenden, die ihnen das Essen bringen, ergötzen. Seht her, werden sie denken, ihr seid zwar jung, aber wir können es uns leisten, euch kommen zu lassen. Abends kramen sie wahrscheinlich ihre Sparbücher oder Aktiendepots hervor, um sich zu vergewissern, dass sie im Leben alles richtig gemacht haben. Zählen ihre Schmuckstücke, putzen ihr Tafelsilber und gönnen sich einen Blick auf die Bücherwand und die Sammlung der Grafiken. Nur leider können sie den Genuss nicht noch durch eine gute Flasche Wein krönen. Die Leberwerte lassen das nicht zu.

Sie sehen stumm herüber, wenn unsere Kinder zu Besuch sind. Früher hätten meine Kinder ihnen bestimmt den ein oder anderen Gefallen tun können. Aber sie waren ihnen zu laut. Heute kommen unsere Kinder überhaupt nicht auf die Idee, sich eine Stunde Lebensweisheiten der alt gewordenen Nachbarn anzuhören oder deren Grafiken zu bewundern.

Nachdem unsere Kinder aus dem Haus waren, hatte auch ich vorerst genug von dem Chaos, der Lautstärke, der Unordnung, den Auseinandersetzungen. Ich wollte meine Ruhe haben. Nun hab ich sie, und ich denke, es wird höchste Zeit, dass ich mich wieder an Kindergeschrei und den Krach der Jugendlichen gewöhne. Denn es werden die Heranwachsenden sein, die mich grüßen, die mir ein Lachen schenken, die so tun können, als würden sie sich über einen Scherz von mir tatsächlich freuen, die mir zeigen, dass das Leben nach meinem Tod weitergehen wird. Lieber lass ich meinen Mittagsschlaf durch spielende Kinder stören, als dass ich alleine bin.

Eigentlich müsste ich umziehen, mich in Projekten mit neuen, generationsübergreifenden Wohnideen engagieren, in ein Wohnumfeld ziehen, in dem alle Altergruppen gemischt sind. Es gibt nichts Einfältigeres, als in ehemaligen Neubaugebieten mit anderen alt zu werden. Aber das ist leichter gesagt als getan.

Einerseits heißt es, dass man einen alten Baum nicht verpflanzen soll. Andererseits pflanzen Baumschulen ihre Bäume ständig um, damit sie keine zu starken Wurzeln schlagen. Was soll ich tun?

Gut, ich hab drei Kinder in die Welt gesetzt. Das könnte reichen, um im Alter Beistand zu erhalten. Aber darauf kann man sich nicht verlassen. In einem Buch über die Sozialgeschichte des Alters las ich, dass sich Eltern früher oft ein Kind aussuchten und an sich banden, damit es sie im Alter versorgen sollte. Dieser uralte Instinkt scheint auch bei mir durchzuschlagen. Die Methode ist allerdings bei mir etwas subtiler geworden. Mehr will ich jetzt nicht verraten, denn die Gefahr besteht, dass meine Kinder diese Zeilen lesen.

Die Idee des generationenübergreifenden Wohnens habe ich vorläufig zurückgestellt. Ich habe mich entschlossen, mein Haus altersgerecht umzubauen. Das ist auch der Grund, weshalb ich samstags öfter zum Baumarkt fahren muss und wegen der Schulterschmerzen, die von ungewohnten Handwerkstätigkeiten rühren, im Verkehr nicht recht vorankomme.

Als erste Aktion hatte ich ein behindertengerechtes Badezimmer geplant. Ich habe die Wand zur Gästetoilette durchbrochen, um es zum Bad zu erweitern. Ein Bad im Erdgeschoss macht Sinn, denn wer weiß, ob ich später noch nach oben komme. Die Betrachtung des neu entstandenen Raumes weckte in mir und meiner Frau bei einem dieser gemütlichen Planungsabende alte Wohnträume. Wie wäre es mit einem Empfangsraum, Musikzimmer, Gästeraum, einer Leseecke? Es wurde eine Leseecke. Jetzt haben wir uns also vergrößert, statt uns kleiner zu setzen. Damit nicht genug, wir werden unsere Wohnung weiter ausbauen müssen, da uns jetzt die Gästetoilette fehlt.

Wahrscheinlich hat die Gerontologie recht. Der Mensch bleibt sich trotz der Wechseljahre treu, der Chaot bleibt chaotisch, der Kreative kreativ.

Irgendwo muss ich eine zweite Toilette einrichten. Aber das zieht sich. Erstens gehen mir die handwerklichen Verrichtungen nicht mehr so flott von der Hand, ich brauche viel öfter Pausen, kann körperlich nicht mehr durcharbeiten. Na ja, ein Geldproblem besteht auch noch. Vor allem aber habe ich mir einen neuen Zeitrhythmus angewöhnt. Ich habe mich vom Tick-Tack-Menschen zum Ereigniszeit-Menschen gewandelt, was im Alter nicht das schlechteste Zeitmaß ist. Nie tut man mehr, als wenn man nichts tut, sagte Cato.

Im Allgemeinen freut sich meine Frau über mein neues Zeitgefühl, im Falle der auf Vollendung wartenden Gästetoilette allerdings nicht.

Alte Ehen

Früher, Anfang der siebziger Jahre, als sich Psychologen und noch mehr Pädagogen mit der Verhaltensforschung, dem Behaviorismus, beschäftigten, als uns Studenten das Verhalten von Ratten in Labyrinthen sehr vertraut war, als wir glaubten, dass sich Menschen ähnlich wie Ratten konditionieren ließen und wir uns noch nicht für den linksgedrehten Yoghurt interessierten, sondern für die Frage, wie viele Körner notwendig sind, damit sich eine Taube links herumdreht, damals also stellte uns eine Psychologieprofessorin folgendes Experiment vor: Eine Ratte sollte den Weg durch ein Labyrinth finden, an dessen einem Ende Futter und an dem anderen eine Rättin wartete. Die Ratte entschied sich mit schöner Regelmäßigkeit für das Fressen. Um sicher zu gehen, dass der Fresstrieb stärker ausgeprägt sei als der Geschlechtstrieb, wechselte man das Futter mehrfach. Es blieb dabei: Das Fressen zeigte den richtigen Weg. Mich interessierte damals die Frage, ob man denn auch das Weibchen mehrfach ausgewechselt habe. Meine Nachfrage wurde von der Professorin als unqualifiziert abgemahnt und nicht weiter behandelt.

Heute frage ich mich, ob es sich bei der Ratte um ein altes Männchen gehandelt hat. Ein französisches Sprichwort sagt, dass mit zunehmendem Alter der Hosenlatz immer seltener, dafür die Tür zum Vorratskeller immer häufiger aufgeht. Gutes Essen und Trinken wird mir immer wichtiger, und gleichzeitig lässt mein Interesse an Frauen nach. Vielleicht verhalten sich alte Ratten ähnlich wie alte Menschen. Es müsste allerdings auch überprüft werden, ob es sich am Ende des Labyrinthes möglicherweise um eine in die Jahre gekommene weibliche Ratte gehandelt hat. Und mein ursprünglicher Vorschlag, das Weibchen auszutauschen, wäre sicherlich auch noch eine Studie wert.

Als ich meiner Frau meine Überlegungen zum Nachlassen des sexuellen Interesses alter Männer erzählte und beiläufig das Rattenexperiment und die nicht ausgewechselte Rättin erwähnte, erlebte ich die gleiche Reaktion wie damals bei meiner Professorin im Hörsaal.

Umgekehrt scheinen die weiblichen Ratten bedenkenlos die Männchen zu wechseln und das alte Männchen zu verlassen. Erstaunlicherweise weist das Bundesamt für Statistik eine hohe Zahl von Scheidungen bei so genannten Altehen aus, die mehr als 20 Jahre verheiratet sind. Und die Anträge auf Scheidung gehen mehrheitlich von den Frauen aus. Wahrscheinlich haben sie genug von dem Alten und können sich schlecht vorstellen, noch 30 oder gar 40 Jahre darauf zu warten, dass er seine Heimwerkerei im Keller, seine neu entdeckte Liebe zum Internet, sein Verkriechen in Zeitungslektüre oder das Absehen jedes im Fernsehen gezeigten Fußballspieles beendet, um mit ihr mal ins Kino oder ins Theater zu gehen oder gar einen Stadtbummel mit ausgiebigem Betrachten von Kleidungsstücken und Schuhen zu unternehmen.

Die alten Frauen verstehen nicht, dass dem mit ihnen gealterten Mann kein Grund einfällt, seinen Keller, seinen Computer, seinen Fernsehsessel zu verlassen, um beispielsweise der Ehefrau bei der Kleidersuche zu helfen. Zwar macht es immer noch Spaß, die hübschen Verkäuferinnen zu betrachten, aber nicht stundenlang. Und gar keinen Spaß macht es, der Ehefrau ein Kleid auszureden, das der Tochter besser stehen würde.

Umgekehrt lassen die alten Frauen ihre Männer bei der Auswahl ihrer Garderobe nicht gerne alleine entscheiden. Sie wollen den Mann, den sie sich ausgesucht haben, auch im Alter noch attraktiv erscheinen lassen. Deshalb kaufen sie ihm Hosen, Pullover und Sakkos, die ihn flott und sportlich wirken lassen sollen. Im Vergleich zu den Söhnen, sofern sie vorhanden sind, schneidet er trotz Designerklamotten schlecht ab. Die Söhne sind die jüngeren Ausgaben des Mannes, und deshalb gelten ihnen die bewundernden Blicke der Mutter, zumal sich die Söhne im Gegensatz zu dem Vater ganz alleine stilsicher kleiden und ihre Hemden selber bügeln können.

Wenn die Ehe trotz aller Krisen zusammen bleibt, dann fallen die Höhepunkte eher bescheiden aus. Da wird der gemeinsame Einkauf im Supermarkt am Freitagnachmittag zum Erlebnis ehelichen Gleichklanges. Mit allen Vorlieben, Überlegungen und Abneigungen gegenseitig vertraut, steht man gemeinsam vor der Wursttheke und berät, was und wie viel man von dem Aufschnitt nehmen soll. „Jetzt sag du mal." – „Was soll ich denn sagen?" – „Das isst du doch so gern." – „Dann nimm es doch." – „Ja, wie viel denn?" – „Ist doch egal." – „Dann sag du, was du willst."

Bei soviel Vorhersehbarkeit der Dialoge lasse ich meine Frau meistens an der Wursttheke zurück und besichtige schon mal die Wein- und Spirituosenabteilung.

Man versteht sich als älteres Ehepaar auch, ohne sich ständig verständigen zu müssen. Glaube ich jedenfalls. Meine Frau glaubt das nicht. Sie kann über jede Kleinigkeit reden. Ich nicht. Aber sie schweigt schon mal mir zuliebe, und ich rede ihr zuliebe über belanglose Dinge. So versuchen wir im Alter einen gemeinsamen Rhythmus zu finden, und so wie es aussieht, scheint es uns zu gelingen.

Zum Beispiel bei Spaziergängen.

Früher, als die Kinder klein waren, gehörten Spaziergänge fest zu unseren Freizeitvergnügungen. Später, als die Kinder andere Vergnügungen entdeckten, versuchten wir es eine Zeitlang alleine. Aber das Abgehen von Feld-, Wald- oder Parkwegen machte uns beiden alleine keinen Spaß. Ich lief voran und meine Frau blieb überall stehen. Sie liebte es, mich zurückzurufen, um mir zu zeigen, welche Blüte, welches Tier sie gerade sah oder welcher Stein in unseren Garten passen könnte. Ich wäre gerne weiter gegangen, denn Anhalten, Warten, Stehen bleiben war mir immer ein Gräuel. Jetzt, da die Enkelkinder eigentlich kommen könnten, unsere Kinder aber mit wichtigeren Dingen als dem Nachwuchs beschäftigt sind, haben wir den Spaziergang wieder entdeckt. Oft gehen wir alte Wege, wundern uns, dass vieles noch immer so ist, wie es einmal war. Blicke, einzelne Worte genügen und wir erinnern uns, wie der Sohn damals genau an dieser Stelle mit dem Fahrrad gestürzt war. Wir sehen ein junges Paar mit kleinen Kindern Kastanien aufheben und denken wehmütig zurück. Wir heben einige Kastanien auf und stecken sie in die Tasche. Wir könnten sie genauso gut liegen lassen, denn zu Hause gibt es niemanden mehr, der sich darüber freuen wird. Das junge Ehepaar sieht verächtlich zu uns herüber. Bestimmt verübelt die junge Mutter uns Alten, dass wir die Kastanien aufheben, die eigentlich ihren Kindern zustehen.

Während ich überlege, ob die junge Mutter mich und meine Frau für starrsinnig erklärt, bin ich mal wieder meiner Frau sechs Schritte voraus. Aber es gelingt mir auf geheimnisvolle Art, gerade noch den richtigen Zeitpunkt zu erwischen, um auf sie zu warten, bevor sie verstimmt ist. Die nächsten hundert Schritte gehen wir im Einklang. So habe ich mich in den letzten Jahren allmählich auf ihre verweilende Langsamkeit und Behutsamkeit eingependelt. Jedenfalls bei Spaziergängen in der Natur. In Städten will es mir immer noch nicht gelingen, vor jedem Schuhgeschäft stehen zu bleiben.

Verändert sich der Rhythmus, das Zeitmaß mit dem Älterwerden? Nicht automatisch. Aber ich bemühe mich, mich vom Tick-Tack-Mann zum Ereignis-Menschen zu entwickeln. In Robert Levines Buch „Eine Landkarte der Zeit" fand ich mich als Uhr-Mensch sehr gut beschrieben. Wenn Sie immer wissen, wie spät es ist, schnell ungeduldig werden, im Stehen essen können, langsamere Autofahrer vor Ihnen nicht ertragen können, Sie ständig Zeitpläne erstellen, in denen Sie eintragen, wann Sie sich Zeit zum Ärgern nehmen wollen, für alles Listen erstellen, nicht ruhig sitzen können, ohne was zu tun, nicht warten können und notfalls das Warten in einer Schlange abbrechen und auf das Gekaufte verzichten, dann gehören Sie auch zu den Tick-Tack-Menschen.

Ich arbeite daran, meinen Rhythmus zu verändern. Wann immer ich daran denke, entziehe ich mich dem Takt der chronologischen Uhrzeit. Witzigerweise muss ich allerdings zuvor auf die Uhr sehen, bevor ich mich erinnere, nicht auf den Chronometer sehen zu wollen. Da bin ich wie Gulliver, der, so glaubt jedenfalls der König von Liliput, selten etwas unternimmt, ohne vorher das tickende Ding, das ein kleiner Gott sein könnte, um Rat zu fragen.

Gleiche Tempi, ein ziemlich gleicher Schlag der Trommel ist für Beziehungen sehr wichtig, und ich glaube, dass abgesehen vom leidigen Geldthema der unterschiedliche Rhythmus bei Paaren die häufigste Ursache für Verstimmungen ist.

Noch muss ich mich bemühen, um Innehalten, Stehen bleiben, Verweilen, Warten aushalten zu können. Gelingt es, merke ich, wie überaus entspannend es sein kann, mit meiner Frau zusammenzusein, ganz ohne Pläne, und einfach zu warten, was als nächstes geschieht. Ich kann immer häufiger Ereignisse in der Zeit sehen. Meine Frau konnte das immer schon, ich muss das lernen.

Vielleicht haben auch meine Füße zu meinem Rhythmuswechsel beigetragen. Die Füße waren mir nie wichtig. Ich bemerkte sie nur, wenn mir beim Fußballspielen jemand daraufgetreten hatte, ein Zeh verstaucht oder ein

Band gerissen war. Heute spüre ich sie viel öfter, morgens, wenn ich nicht richtig in Tritt komme, abends, wenn sie dick sind. Sie machen mir klar, dass ich nicht immer weiter voranlaufen kann, nicht mehr jede Treppe hurtig hinaufspringen kann. Bühnen betrete ich nicht mehr so gerne, weil die Zuschauer an meinem Gang nach oben mein fortgeschrittenes Alter erkennen. Die schwungvolle Erstürmung der Bühne mit federndem Schritt will mir nicht mehr gelingen. Es ist eher so, dass meine Füße die Stufen suchen, und meine Gleitsichtbrille ist ihnen dabei nicht sehr behilflich.

Meine Frau hat sich schon immer um ihr wichtigstes Fortbewegungsmittel gekümmert. Ich habe erst nach dem 55. Lebensjahr angefangen, Rücksicht auf meine Füße zu nehmen. Ob zu spät oder nicht will ich dahingestellt sein lassen. Jedenfalls ticken wir während der gemeinsamen Fußpflege im Gleichklang und genießen das wohlige Nichtstun. So im Sessel sitzend, die Beine hoch, kann man sich vorstellen, zusammen alt zu werden.

Ich hoffe allerdings, dass mir in unserer Ehe erspart bleibt, was ich berufsbedingt viel zu oft bei alten Ehepaaren erlebt habe. Sie wohnen mit 75 oder 80 Jahren in einem Haushalt und haben sich nichts mehr zu erzählen. Sie sitzt in der Küche, er im Wohnzimmer, beide vor ihrem Fernsehapparat.

Kommt Besuch ins Haus, will jeder der beiden den Besucher in Beschlag nehmen. Oft genug musste ich bei meinen Besuchen die Klagen der Ehefrau über ihren Mann, der ständig abbaue, anhören, und wenn der Mann mich zur Tür brachte, teilte er mir seine Sorge über den Gesundheitszustand seiner Frau mit. Nur miteinander redeten sie nicht. Sie hatten sich schon alles gesagt, glaubten sich in- und auswendig zu kennen und wussten nichts voneinander. Manchmal verließ ich eine Wohnung und dachte: Da sind zwei zusammengeblieben, die nie zusammenpassten. Man spürte den Hass, der immer schon da gewesen sein muss oder sich im Alter entwickelt hatte, weil sie keinen Gleichklang fanden. Jeder der beiden führte mir die Schwächen und Macken seines Partners vor, entblößte, ja beschimpfte den anderen vor meinen Augen. Die Spannung, die entsteht, wenn sich zwei Menschen nicht aus dem Weg gehen können, entlud sich in meiner Anwesenheit – und hoffentlich nur dann.

Aber ich habe auch viele alte Paare kennen gelernt, die sich immer noch liebten, die sich noch voller Zärtlichkeit die Hände hielten. Sie hielten zueinander und fingen die sich verstärkenden Macken des Partners auf. Eine alte Dame hat mir erzählt, dass ihr Mann in den letzten Jahren bei der Ampel die Bedeutung von „rot“ und „grün“ nicht mehr auseinanderhalten konnte. Ihm zuliebe hatte sie ihn autofahren lassen, aber nicht mehr alleine. So konnte sie ihm sagen, wann er anhalten und wann er losfahren sollte. Erst als er links und rechts verwechselte und rückwärts durch die Garagentür gefahren war, hatte sie versucht, ihn vom Autofahren abzuhalten. Ihre Liebe war ihnen wichtiger als die Verkehrssicherheit.

Es rührt mich jedes Mal, wenn eine über 80-jährige Frau ihren Mann pflegt, obwohl sie selbst Pflege benötigt. Sie will ihn nicht alleine lassen. Sie hatte ihm mal versprochen, bei ihm zu bleiben und ihn zu versorgen. Ich möchte die alte Dame behüten und schlage ihr behutsam vor, den Ehemann in ein Pflegeheim zu geben. Das wird sie niemals tun. Sie geht lieber mit ihm zugrunde.

Meine Frau ist überzeugt, dass sie mich überleben wird. Statistisch gesehen hat sie gute Chancen, Recht zu behalten. Sie ist zwar nur ein paar Jahre, aber immerhin jünger als ich. Und Frauen haben, wie man allgemein weiß, eine höhere Lebenserwartung. Vielleicht ist es auch gut, dass sie mich überleben wird. Wäre es umgekehrt, könnte ich niemanden fragen: Kann ich so aus dem Haus gehen? Passt die Krawatte? Oder: Wie heißen die noch mal, bei denen wir heute eingeladen sind?

Frauen scheinen sich die Namen aller Kinder und Enkelkinder von Bekannten, ja sogar die Farbe des Kleides, das eine Bekannte bei der Geburtstagsfeier vor einem Jahr anhatte, merken zu können. Wenn ich frage, von wem sie gerade spricht, fragt sie mich, ob ich mich noch an das blaue, unvorteilhaft geschnittene Kleid erinnere. Natürlich erinnere ich mich nicht. Ich kenne zum Beispiel noch alle Fußballspieler von Borussia Mönchengladbach der letzten vierzig Jahre. Aber sie fragt mich ja nie danach.

Da meine Frau ganz sicher ist, mich zu überleben, gibt sie freimütig ihre Pläne für ihr Leben nach meinem Ableben preis. „ Wenn einer von uns tot ist, verkauf ich das Haus und nehm mir eine schöne kleine Wohnung“, sagt sie beim Kaffeeklatsch zu Freundinnen.

Manchmal kommen mir meine Frau und ihre Freundinnen wie ein Club von zukünftigen Witwen vor, die schon mal einen Verein gründen, aber mit der Mitgliedschaft noch warten müssen, bis eine entscheidende Voraussetzung erfüllt ist. Ein bisschen pietätlos ist das schon. Bedenkenlos reden sie über die Zeit nach meinem Tod, bitten mich aber, solange ich lebe, ihnen eine weitere Flasche Wein aus dem Keller zu holen.

Ist sie mit mir alleine, sagt sie, sie würde am liebsten mit mir zusammen sterben. „Wieso?“, frage ich, und sie antwortet: „Wer sagt mir, was auf meinem Rücken juckt? Wer wird meinen Rücken krabbeln? Wem zeige ich meine schmerzende Hand? Wer wird meinen Schmerz wegblasen, wenn ich mich geschnitten habe?“

„Hm“, sage ich und denke: Mir ginge es genauso.

Generationen

Die Zukunft der heute über 50-Jährigen scheint finanziell einigermaßen gesichert. Zwar können wir nicht ganz sicher sein, ob nachrückende Generationen unsere Renten bezahlen werden. Zweifel sind angebracht. Aber insgesamt haben wir ein sicheres Gefühl. Die Vorstellung vom wohlverdienten Ruhestand und der Anspruch auf eine staatliche Versorgung im Alter ist in unseren Köpfen so stark eingebrannt, dass wir gar nicht anders denken können. Eine private Altersvorsorge scheint uns nur dann angebracht, wenn wir den sicheren Boden der Rente vergolden wollen. Wir gehen fest davon aus, dass das Rentenversicherungssystem ziemlich genau bis zu unserem Ableben irgendwann um das Jahr 2030 herum halten und erst danach zusammenbrechen wird.

So kann man kommod in die Zukunft schauen. Nur ausgesprochen gemeine Menschen rechnen uns vor, dass die Jungen ihrer Verpflichtung, unsere Renten zu bezahlen, nur nachkommen können, wenn wir ihnen das Geld dazu geben. Dieselben Miesmacher halten uns vor Augen, dass selbst unsere Reserven bald nichts mehr wert sein werden. Da hat man sich als zusätzliche Altersvorsorge ein Häuschen angespart, um es im Alter als Notgroschen verkaufen zu können, aber angeblich soll es in 20 Jahren mehr alte Eigenheimbesitzer als junge Käufer geben, und die jungen, die unsere Aktien kaufen sollen, hätten kein Geld, weil sie 50 Prozent ihres Einkommens für unsere Renten abdrücken müssen.

Eine eigenartige Situation: Wir, die vor 1950 geboren wurden, haben mehr an Vermögen und an freien Geldmitteln als alle Altersgruppen unter uns, wachen aber argwöhnisch darüber, dass die nachrückenden Generationen nicht über unsere Renten und darüber, wie sie dafür aufkommen können, nachdenken.

Das ist aus unserer Sicht verständlich, denn uns Alten sitzt die uralte Angst von Lajos vor seinem Sohn Ödipus, der ihn erschlug, im Nacken.

Egal, wie man es dreht und wendet, egal, wie gut es den Alten finanziell geht und egal, ob sich ein positives Altersbild entwickelt hat, es wird immer so bleiben, dass die Jungen die Stärkeren und die Alten die Schwächeren sein werden. Zwar dürfen wir davon ausgehen, dass es nach Jahrhunderten der Zivilisation nicht mehr ganz archaisch zugeht und die Jungen uns erschlagen werden, aber letztlich sind wir auf ihre Gnade und ihre Dienstleistungen angewiesen. Manche von uns spekulieren, dass wir Alten bald die Stimmenmehrheit der Wähler haben und deshalb Alterssicherungs- und Altersschutzgesetze durch das Parlament bringen werden. Aber wie wollen wir die Jungen dazu bringen, unsere Gesetze einzuhalten? Ich gehe davon aus, dass die Jungen nicht warten, bis einige Brosamen von unserem reich gedeckten Tisch herabfallen. Sie werden gewiss in der Lage sein, Strukturen zu schaffen, um uns unsere wohlverdiente Rente vorzuenthalten. Und ich denke, sie haben das Recht dazu, denn sie müssen weiterleben, wenn wir schon in der Erde verfaulen.

Leo Tolstoj löst die Frage, ob das Recht der Alten, versorgt zu werden, oder das Recht der Jungen zu leben Vorrang hat, in seiner Rabenfabel auf verblüffend einfache Weise.

> *Ein Rabe, der auf einer Insel sein Nest gebaut hatte, aber dort nicht mehr genug Futter fand, beschloss, seine drei Jungen zum Festland zu fliegen. Als er das erste Junge herüberflog, wurde er müde, und er fragte es: „Wenn ich alt und schwach sein werde und du groß und stark, wirst du mich pflegen und von Platz zu Platz tragen?“*
> *Der junge Rabe gab das Versprechen, es zu tun, denn er hatte Angst. Je weiter der Rabe flog, desto müder wurde er. Er dachte, sein Sohn habe nicht die Wahrheit gesagt, und ließ ihn ins Meer fallen. Mit dem zweiten Jungen verhielt es sich in Tolstojs Geschichte genauso. Das dritte Junge aber beantwortete die Frage des Vaters: „Mein Vater, das werde ich nicht tun. Wenn du alt bist und ich erwachsen bin, werde ich mein eigenes Nest haben und meine eigenen Jungen aufziehen.“*
> *Mit letzter Kraft stieg der Rabe wieder hoch und brachte seinen Sohn sicher zum Festland.*

Zugegeben, die Fabel trifft nicht mehr den Geschmack meiner Generation. Noch vor 15 oder 20 Jahren war das anders. Damals, als ich den Generationen über mir die frohe Botschaft vom neuen Alter verkündete, ihnen einredete, sich nicht zum alten Eisen zu zählen und Ansprüche anzumelden, sagten die meisten, sie hätten ihr Leben gelebt, jetzt seien die Jüngeren dran. Gerne würden sie zurückstecken und verzichten, wenn sie sähen, dass es den Jungen gut geht. Sie waren bereit, sich an der Finanzierung eines Hauses für die Kinder zu beteiligen und selbst in die erste Etage zu ziehen, damit die Kinder und Enkelkinder keine Treppen zum Garten laufen mussten. Die meisten unserer Eltern gehen noch heute nicht an ihr Gespartes, weil sie es für uns, ihre Kinder und Kindeskinder, verwahren wollen. Im Gegensatz zu uns hatten sie nie gelernt, sich zu verwöhnen. Lieber verzichten sie auf Annehmlichkeiten, als dass sie das Erbe der Kinder angreifen – was sie allerdings nicht daran hindert, auf den Staat und die Politiker zu schimpfen, die ihnen die Wohltaten, die sie sich selber kaufen könnten, vorenthalten.

Die Zeit, in der die Alten bereit waren, zugunsten der nachrückenden Generationen zu verzichten, scheint vorbei zu sein. Wenn heute öffentlich über Rentenkürzung nachgedacht wird, folgt ein Aufschrei aller Altenorganisationen, die sofort einen lebensbedrohlichen Angriff auf die Alten anprangern.

Aber langsam wird auch einigen meiner Altersgenossen klar, dass es einen Ausgleich zwischen den Generationen geben muss, eine Generationengerechtigkeit. Nur wie? Ist es humaner, wenn die Alten sich die Dienstleistungen der Jungen kaufen können, oder wenn die Alten auf die Versorgung durch die Jungen angewiesen sein werden? Also: Sollen die Alten finanziell gut ausgestattet sein, damit sie nicht auf Almosen angewiesen sind und ihr Geld zu den Jungen fließen lassen können, oder ist es besser, wenn die Jungen so abgesichert sind, dass sie die Alten unterstützen können?

Wahrscheinlich müsste ein Mittelding gefunden werden, bei dem keine Generation der anderen überlegen, aber auch keine der anderen unterlegen ist. Nur leider werden solche Kompromisse bis heute nicht ausgehandelt, ja noch nicht mal gedacht. Warum? Weil es keinen gesellschaftlichen Dialog, keinen Diskurs zwischen den Generationen gibt. Die Alten haben sich formiert und rüsten sich für einen Verteilungskampf. Die Jungen scheuen noch die offene Kriegserklärung, Nur gelegentlich schicken sie eine kleine Vorhut in den Kampf, die sich nach kurzem Geplänkel schnell zurückzieht. Nun ja, die Jungen können warten, die Zeit spricht für sie.

Optimistisch bin ich nicht, ob es jemals zu einem Dialog der Generationen kommen wird. Dieser findet ja noch nicht mal in der eigenen Familie statt, wenn drei bis vier Generationen bei Familienfesten zusammenkommen. Mutter, die erste Generation, will alle um sich haben, und sie erwartet gesittetes Benehmen und Anstand. Wenn sie redet, sollen alle zuhören, und jeder soll so reden, dass sie alles versteht. Die zweite Generation, also meine Frau und ich, richten uns nach den Wünschen der ersten Generation. Die dritte Generation, meine Tochter, versucht das Enkelkind, die vierte Generation, daran zu hindern, durch die Wohnung der ersten Generation zu laufen und sich schon jetzt an dem gutem Porzellan, das es einmal erben soll, zu vergreifen. Mein Sohn, dritte Generation, sieht auf die Uhr, weil er auf Beendigung der Familienzusammenkunft drängt. Er geht nach draußen, um eine Zigarette zu rauchen. Meine Tochter schließt sich an. Beide eröffnen einen Familienrat und beschließen, mit ihren Eltern, also uns, anders umzugehen, als wir das mit unseren starrsinnigen Müttern tun. Derweil schreit die erste Generation, wo denn alle seien, sie sitze alleine, was natürlich nicht stimmt, weil wir, die zweite Generation, brav bei ihr sind. Teil eins von Generation zwei, also meine Frau, hält das Enkelkind in Schach und versucht Generation eins zu erklären, dass Generation drei nicht so oft, wie es wünschenswert wäre, die Oma besuchen kann, weil ja heutzutage der Beruf so anstrengend sei. Teil zwei von Generation zwei, also ich, erkläre draußen Generation drei, dass Oma alt sei und man doch bitte für die kurze Zeit des Besuchs Rücksicht nehmen solle. Tapfer füge ich hinzu, dass ich natürlich nicht von meinen Kindern erwarte, dass sie mich mal pflegen. Es nutzt nichts. Die Mutter versteht die Enkelkinder nicht mehr und die Kinder haben kein Verständnis für unsere Mutter.

Die Treffen der Generationen könnten doch so schön sein. Mutter erzählt von früher, von meinen Urgroßeltern und plötzlich ist ein geschichtlicher Bogen von über 100 Jahren gespannt. Aber leider erzählt sie nur die Geschichten, die ich schon kenne. Ich könnte die Geschichten meiner Mutter ergänzen und meinerseits erzählen, wie ich als kleiner Junge auf dem Schoß meiner Oma saß, dass mir meine Oma Kinderlieder vorsang, die ich heute noch auswendig kann. Aber leider kennen meine Kinder meine Geschichten und die Kinderlieder auch schon alle.

Wir, die zweite Generation, stehen dazwischen. Wir kennen die Generationen über und unter uns ganz genau. Wir wissen um die Erwartung der Mutter, bestimmte Zeiten zum Essen einzuhalten, und wir haben uns an die Kinder gewöhnt, die überhaupt keine geregelten Zeiten mehr zu kennen scheinen.

„Dazwischen" ist ein guter Begriff für unsere Situation. Man könnte ergänzen: dazwischen und aufgefressen. Denn sowohl unsere Eltern als auch unsere Kinder zerren an uns, unseren Nerven und unserem Geldbeutel. Man hat angefangen, sich für die alten Eltern verantwortlich zu fühlen, und sieht sich zugleich für die bereits erwachsenen Kinder immer noch in der Verantwortung stehen. Mutter klagt über ihr Alleinsein, und die Kinder beschweren sich, dass man keine Zeit für sie hat.

Zu Recht ist unsere Altersgruppe als Sandwichgeneration bezeichnet worden. Wir sind das Fleisch zwischen zwei Pappbrötchen.

Die Eltern brauchen Pflege. Sie kosten Zeit und auch manchmal Geld, auf jeden Fall Nerven. Die Kinder, wenn man denn welche hat, sind noch in der Ausbildung und erwarten Unterstützung oder haben bereits selbst Kinder, auf die man aufpassen und für die man neue Schuhe kaufen soll.

Der Verteilungskampf innerhalb der Familien ist entschieden. Wir, die zweite Generation, sind die gesellschaftlichen Gewinner, im Familienverband aber die Verlierer. So gleicht sich alles aus. Ich bin überzeugt, dass es keinen Krieg zwischen den Generationen geben wird, solange Menschen im Familienverband leben. Überhaupt scheint mir die Beschwörung eines Generationenkrieges unsinnig. Begehrlichkeiten und Verteilungskriege wird es immer nur zwischen Arm und Reich, aber nicht zwischen Jung und Alt geben.

Am liebsten denke ich über Generationengerechtigkeit am Sonntagmorgen nach, wenn ich nach dem späten Frühstück alleine bin und hoffe, dass vielleicht eines der drei Kinder mal anruft. Meistens warte ich vergebens auf einen Anruf. Klingelt das Telefon, ist es meine Mutter, die sich beklagt, dass ich sie nicht anrufe.

Wahrscheinlich rufen meine Kinder nicht an, weil sie früher bei mir erlebt haben, wie mühsam sonntägliche Pflichtanrufe verlaufen. Das wollen sie sich und mir ersparen. Sie waren dabei, als ich der Mutter am Telefon zwar Recht gab, aber dabei meine Augen verdrehte, als ich Mutter belog und einen Termin vortäuschte, um das Gespräch beenden zu können. Die Kinder durchschauten mich, und meine Mutter bestimmt auch. Sie wird sich gedacht haben, dass ich ihren Geschichten nicht mehr zuhören wollte, aber sie glaubte, ihr Sohn sei verpflichtet, ihr zuzuhören. Im Grunde wollte sie sich nur vergewissern, dass sie sich im Notfall auf mich verlassen kann. So direkt wollte sie das nie fragen. Natürlich konnte sie sich auf mich verlassen. Das wollte ich ihr nicht so direkt sagen. Und so kam es zu vielen Gesprächen mit überflüssigen Wiederholungen.

Meinen Kindern verspreche ich, nicht wie meine Mutter zu werden. Meine Kinder lächeln, denn sie wissen, dass ich längst schon so bin. Sie fühlen sich genervt, wenn ich ihnen die immer gleichen Fragen stelle. Und ich weiß, dass sie in einer Illustrierten blättern, während ich ihnen am Telefon erzähle, welche Heimwerkerkünste mir in letzter Zeit gelungen sind.

Sie kennen meine Schwächen und Fehler und lassen mich wissen, dass sie sie kennen. Manchmal lachen sie mich aus, wenn ich mal wieder zu sehr ich selbst bin.

Trotz allem, eines Tages werden sie mir und meiner Frau Trost geben, auch wenn wir wissen, das sie genauso wie wir bei unseren Eltern hin- und hergerissen sind zwischen Mitleid, Liebe, Abscheu, Hass, Dankbarkeit und Ausgeliefert-Sein. Unsere Kinder werden die gleichen Gewissensbisse und das gleiche Verantwortungsgefühl gegenüber uns haben wie alle Kindergenerationen vor und nach ihnen.

Eines Tages erhalten sie den Anruf, dass Mutter oder Vater ins Krankenhaus eingeliefert wurde.

Sofort ist die Verpflichtung da. Sie werden genauso wie wir bei unseren Eltern aus allen Rollen fallen und nur noch Tochter oder Sohn sein. Nicht auszudenken, wenn Vater oder Mutter stürbe, ohne sich verabschiedet zu haben. Also lässt man alles stehen und liegen und fährt ins Krankenhaus. Ärgerlich ist es, wenn Schwiegermutter im Krankenzimmer sitzt, vergnügt plaudert und sich wundert, wo wir denn so schnell herkommen. Wir hätten doch sonst nie Zeit.

Man kann sich von den Eltern nicht frei machen. Man kann sie zwar oft alleine lassen, aber nicht, wenn sie Beistand benötigen.

Bevor ich in Urlaub fahre, fragt mich meine Mutter, was ich denn mache, wenn ihr „was passiert". „Das wäre Pech", sage ich, um sie, die mir mit ihrer

Frage ein schlechtes Gewissen einredet, zu ärgern. Ich hoffe aber, dass ihr während meines Urlaubs nie etwas Bedrohliches passiert, weil ich ihn dann wohl abbrechen müsste. Bald werden meine Kinder dieses Problem mit mir haben.

PS: Wer tröstet eigentlich die vielen Kinderlosen, wenn sie im Alter alleine sind?

Der Generationenkampf

Nicht immer und überall geht es friedlich zwischen den Generationen zu. Echte Generationenkämpfe finden zum Beispiel über die Verteilung der knappen Hallenzeiten in kommunalen Turnhallen statt.

Eine Seniorenriege von rüstigen 60-Jährigen liegt zur Entspannung auf dem Hallenboden, und eine Horde von Kleinkinder erstürmt mit ihren Müttern als Verstärkung im Rücken die Halle.

„Wir tun hier etwas für unsere Gesundheit!", schreit die Endfünfzigerin und leitet daraus das Privileg ab, die Hallenzeit ein paar Minuten zu überziehen. „Die Kinder sind jetzt dran. Sie müssen raus", stellt sich eine junge Mutter wehrhaft in die Halle.

Die jungen Alten versammeln sich zum Kreis und fahren ihre stärksten Waffen in Stellung: Respekt vor dem Alter und: Wer dem Alter vorbeugt, fällt anderen nicht zur Last und muss belohnt werden. Dann eröffnen sie das Feuer mit schwerem Rohr: „Unverschämtheit, was man sich von den Kindern bieten lassen muss." Die leichte Artillerie greift unterstützend ein: Ein bisschen Verständnis zu erwarten sei doch nicht zuviel verlangt. Kleine Kinder, die morgens noch den Status des süßen Enkelkindes genossen, mutieren zu verzogenen Balgen, die man am liebsten aus der Halle schmeißen möchte.

Die Mütter schießen zurück: Die Damen sollen sich nicht so anstellen. Sollen froh sein, dass es noch Kinder gibt, die die Renten sichern. Gerade Kinder brauchen Bewegung. Aber für Kinder habe man ja heute kein Verständnis mehr.

Während bei den kriegsführenden Parteien im Eifer einiges durcheinander geht, ist den Kindern der Streit gleichgültig. Sie tun, was sie am liebsten tun. Sie laufen johlend und kreischend durch die Halle und wundern sich, warum zuerst so viele alte Frauen auf dem Boden lagen und jetzt einen Kreis bilden, um den sie wie die Indianer um eine Wagenburg laufen.

Ein Dialog zwischen den Generationen findet nicht statt. Auch das ist den Kindern egal. Sie gewinnen das Spiel, denn gegen ihren ausgelassenen Bewegungsdrang haben die Alten keine Chance.

Schwierige Alte

Die Menschen werden im Alter nicht anders, nur schlimmer. Diese Aussage ist keine Erkenntnis der Alternsforschung. Wenn sie aber zutrifft, woran ich nicht zweifle, dann ist das keine besonders gute Aussicht. Denn es werden in 20 bis 30 Jahren verdammt viele Alte um mich sein, jedenfalls mehr als Junge. Ich stelle es mir nicht lustig vor, meine letzten Lebensjahre im Kreise von ichbezogenen, mürrischen, ungeduldigen, unbeherrschten, fordernden, die gleichen Geschichten erzählenden Menschen zu verbringen. Greise wie ich, die auf Grund ihres Alters glauben, ein Recht auf Rücksichtnahme zu haben, und überzeugt sind, selbst keine Rücksicht mehr nehmen zu müssen.

Verbringen Sie mal einen Nachmittag in einer Altentagesstätte. Oder begleiten Sie einen Seniorenausflug. Dann bekommen Sie einen Vorgeschmack, wie es sein wird, wenn Sie als Alter unter Alten leben. Jeder will sofort und als erster bedacht werden, da ja jeder über eine besondere Leidensgeschichte verfügt. Jeder kann auf eine Behinderung, eine Krankheit oder ein Verdienst verweisen – und sei es nur das, ein bestimmtes Alter erreicht zu haben. Schon beginnt der Wettbewerb: Wer hat die kompliziertere Prostataoperation, den höheren Blutdruck, den dritten Bypass, wer hat mehr Ärger mit den Ärzten gehabt.

Wenn eine alte Dame in einem Altenclub berichtet, dass sie eine schwere Zeit durchmacht, weil ihr Mann verstorben ist, dann kann man fast sicher sein, dass sie nicht bedauert wird oder man ihr Beileid ausspricht. Sie liefert nur den Startschuss zu dem Wettbewerb: Wer wurde vom Schicksal härter getroffen. „Ich bin schon zehn Jahre Witwe. Ich hab schon zehn Jahre eine schwere Zeit."

Alte Menschen auf einem Haufen sind schwer auszuhalten. Besonders schlimm ist es, wenn man die Alten eingefangen und in Alten- und Pflegeheime zusammengesteckt hat. Sie beschimpfen sich, misstrauen sich, zanken sich, halten sich gegenseitig für verrückt, bestehlen sich, und gewiss zöge der ein oder andere seinem Mitbewohner den Krückstock über das Fell, wenn er nicht befürchten müsste, mit dem Ausholen zum Schlag gleichzeitig zu stürzen.

Werde ich auch so werden? Hoffentlich nicht, aber ich will es nicht ausschließen, denn die ersten Anzeichen sind schon da. Vor kurzem hatte ich auf dem Privatparkplatz einer Gaststätte, der nicht sehr groß war, einen anderen Wagen zugeparkt. Ich konnte davon ausgehen, dass der Besitzer ebenfalls Gast in dem Lokal wäre, und informierte den Wirt. Als mich der Kellner bat, mein Auto wegzufahren, reagierte ich sofort. Draußen sprang Herr Rumpelstilzchen bereits um mein Auto und bellte mich an, ob das mein Auto sei. Unverschämt sei das. Er werde die Polizei holen. Ich solle machen, dass ich wegkomme. Der Mann war Ende 70 und wild entschlossen, sich in seinem Alter keinerlei Einschränkung mehr bieten zu lassen. Ich wollte ihn beruhigen und gab zu bedenken, dass er nicht mal eine Minute habe warten müssen und dass es sich um keinen öffentlichen Parkplatz handele.

Von wegen, schrie er, Freiheitsberaubung sei das. Sein Mitfahrer, ein Mann gleichen Alters, wurde durch meinen Deeskalationsversuch angestachelt, sich einzumischen. Von einem wie mir, der ein Auto fahre, dessen Kotflügel verbeult sei, könne man ja kein anderes Verhalten erwarten.

Diese Bemerkung hinterließ bei mir eine Trefferwirkung. Ich schaltete von Deeskalation auf Konfrontation um. Mein Essen war noch nicht bestellt, also hatte ich Zeit. Freundlich ging ich auf den Mitfahrer zu, betrachtete die Beule am Kotflügel und lächelte ihn an: „Sind Sie etwa gegen mein Auto gefahren?“ Klar, diese Frage war entschieden zuviel. Den gestiegenen Blutdruck meiner Gegner konnte ich auch ohne Messgerät ablesen.

„Sie, Sie ... unverschämter Kerl“, ereiferte sich der Mitfahrer und der Autofahrer schrie: „Machen Sie endlich, dass Sie wegkommen!“ Statt zurückzubellen, forderte ich die beiden auf, die Polizei zu rufen, und machte Anstalten, zu meinem Tisch zurückzukehren.

Die gleiche Szene hätte sich genauso gut vor 50 oder 55 Jahren im Sandkasten abspielen können. Wolfgang und Karl-Heinz zeigten ihre körperliche Überlegenheit, als ich mit meinem Spielauto zu nahe an ihren Sandtunnel kam. Ich war mir meiner körperlichen Unterlegenheit bewusst, wollte aber nicht sofort nachgeben, was meistens damit endete, dass die beiden Rabauken mein Auto wegwarfen und ich von der Kindergärtnerin getröstet wurde.

An dem Sandkastenspiel von uns drei alten Herren ist nun folgendes interessant. Wolfgang und Karl-Heinz haben irgendwann gemerkt, dass ihre Körperkraft nachließ. Ihre Drohgebärden, die früher Eindruck machten, wirken heute, da die weite Hose um ihre dünnen Beine schlabbert, nicht mehr. Aber sie bleiben sich treu, halten sich an den alten Strategien fest. Damit bestätigen sie eine weitere persönliche Erkenntnis, die bisher nicht wissenschaftlich verifiziert ist: Menschen werden im Alter nicht schwierig, schwierige Menschen werden alt. Und ich? Als ich dem Kindergartenalter entwachsen war und nicht mehr auf den Trost der Kindergärtnerin hoffen durfte, hatte ich mich darauf verlegt, in Konfliktsituationen den Klügeren zu spielen und nachzugeben. Waren Typen wie Wolfgang oder Karl-Heinz alt, dann gab ich von Berufs wegen erst recht nach. Denn nun waren sie ihrer körperlichen Überlegenheit beraubt, und ich fühlte mich verpflichtet, ihre Identität zu wahren, indem sie wenigstens mir gegenüber das Gefühl von Macht auskosten durften. Ich weiß, das klingt kompliziert, so als will man mit seiner Hand von hinten durch den Kopf nach vorne. Anders ausgedrückt: Ich wollte alten Menschen eine Freude machen, auch wenn das auf meine Kosten ging. Normalerweise hätten also Karl-Heinz und Wolfgang auf dem Parkhof hinter der Gaststätte gute Karten gehabt. Ich hätte die Kränkungen geschluckt und hätte meinen Wagen schnell weggefahren.

Warum verhielt ich mich anders, als ich mich kannte? Was juckte mich, mein Auto nicht einfach wegzufahren, sondern den Kampf aufzunehmen?

Ganz einfach: In meinem Alter habe ich keine Lust mehr, den Jüngeren, der ich nicht mehr bin, zu spielen und respektvoll mit den Älteren umzugehen. Ich bin nun in dem Alter, in dem ich mich selbst auf das Senioritätsprinzip berufen kann. Je älter man wird, umso mehr Respekt verdient man. Die beiden Alten und ich sind in der gleichen Position. Ich muss das Alter nicht mehr respektieren und würdigen, ich gehöre selbst zu den Alten und kann Respekt verlangen. Soll ich päpstlicher als der Papst sein und mir versagen, was ich für Menschen meines Alters anmahne?

So treffen drei alte Männer aufeinander, und niemand muss den anderen durch das milde Licht einer Altersidealisierung betrachten. Der Schreihals ist ein Rumpelstilzchen, und ich, der ich spöttelnd auf meinem Standpunkt bestehe und die Anschuldigung gut kalkulierend umdrehe, bin ein arroganter Pinsel. Keiner von uns dreien kann von den anderen Nachsicht wegen seines Alters erwarten. Es gibt keinen, der jünger ist. Niemand muss mehr Vater und Mutter ehren, da jeder von uns ein ehrenwerter Vater ist.

In dem empfehlenswerten Film „Grüne Tomaten“ schnappen zwei junge Frauen einer mittelalten Frau rasant die freie Parklücke vor der Nase weg. Sie freuen sich über ihren Coup und vor allem darüber, dass sie jung und schnell sind. Darauf hin rammt die Ältere das parkende Auto der Fräuleins und meint lakonisch: „Ihr seid zwar jünger, aber ich habe die bessere Versicherung.“ In diesem Film sind die Sympathien schnell ver- und die moralischen Belehrungen schnell erteilt.

Welche Moral hilft uns weiter, wenn zwei alte Menschen miteinander um Rücksicht streiten? Es gibt keinen Klügeren mehr, der nachgeben könne, weil beide alt genug sind, um gleich klug zu sein. Und es gibt in unserem Alter keine Kindergärtnerinnen, die vermittelnd eingreifen. Gut, dass ich meine Frau habe. Sie hatte die Auseinandersetzung hinter dem Gasthof beobachtet und beendete den Vorfall, indem sie mich aufforderte, meinen Wagen wegzufahren.

Kleine Jungs gehorchen eben auch im Alter noch.

Viele Jahre habe ich mit Sozialarbeiterinnen und Altenpflegerinnen überlegt, wie man mit schwierigen Menschen, die im Alter hilfs- und pflegebedürftig sind, umgehen kann und soll. Im Unterricht habe ich oft ein Beispiel bemüht, das ich selbst erlebt habe.

Ein älterer Fahrradfahrer kommt mir auf der falschen Straßenseite entgegen. Ich versuche frühzeitig auszuweichen, was nicht ganz einfach ist, weil ich nur Platz auf dem Bürgersteig finde. Dort steht unglücklicherweise eine ältere Dame, die sich bei meiner Aktion erschreckt. Es folgt eine Schimpfkanonade des alten Mannes, die in der Behauptung gipfelt, der heutigen Jugend – ich war schon über 40 – sei nicht beigebracht worden, Rücksicht zu nehmen. Die alte Dame stimmt der Behauptung zu und fragt mich, ob ich keine Augen im Kopf habe. (Das sind genau die Momente, in denen ich mich immer gefragt habe, warum ich mich für die Rechte der alten Menschen einsetze.)

Wahrscheinlich war der Fahrradfahrer schon immer einer von der Sorte Mensch, die einfach alle Rechte für sich in Anspruch nimmt, die sich nicht fragt, ob sie sich auf der richtigen Straßenseite befindet. Aber er war alt, und das reichte mir aus, um ihm Vorrechte einzuräumen. Sofort fielen mir Gründe ein, die das Verhalten des Fahrradfahrers entschuldigten: Behinderungen,

Unsicherheit auf dem Rad, Schicksalsschläge, Altersdiskriminierung, späte Freiheit und was sonst noch.

Ich entschuldigte mich damals bei beiden, obwohl der Fahrradfahrer die Situation durch sein verkehrswidriges Verhalten ausgelöst hatte. Diese Form des „klein Beigebens" habe ich immer als eine adäquate Form des Umgangs mit alten Menschen erachtet, ja ich habe sie sogar in der Ausbildung von Altenpflegern zum Prinzip erhoben.

Wie soll man sonst Menschen, denen man normalerweise aus dem Weg geht, pflegen, denn in der Pflege kann man ihnen nicht mehr aus dem Weg. Wie erträgt ein Pflegender Menschen, die auf ihn angewiesen sind, ihn aber in einer aberwitzigen Verkennung der Abhängigkeit missachten, beschimpfen oder zu Unrecht beschuldigen?

Es ist gut und richtig, dass Altenpfleger angehalten werden, sich Kränkungen, Entwürdigungen, Verletzungen und Demütigungen nicht anmerken zu lassen und die schwierigen alten Damen und Herren freundlich und zuvorkommend ohne Gedanken an Revanche oder gar Gegenwehr zu behandeln. Es ist das alte christliche Gebot, dass man auch die zweite Wange hinhalten soll, wenn man geschlagen worden ist. Ich weiß aber von mir, dass solche Situationen schwer auszuhalten sind.

Wie immer, wenn ambivalente Gefühle miteinander konkurrieren, ist ein Tabu hilfreich. So auch in diesem Falle. Mitleid und Verständnis mit den schwierigen Alten auf der einen, Wut und Abscheu auf der anderen Seite. Damit die Waage nicht in die falsche Richtung ausschlägt, redet man sich ein, die Alten seien krank, sie wüssten nicht, was sie tun, oder ihre Beleidigungen seien nicht persönlich gemeint. Mag sein. Dennoch habe ich mich meistens persönlich getroffen gefühlt.

Glauben Sie mir, es gibt ausgesprochene Drecksäcke, und auch die werden alt und pflegebedürftig. Wie schafft man es, sie anständig zu versorgen?

Wahrscheinlich funktioniert Altenpflege nur deshalb, weil es Menschen gibt, die Niederlagen, Kränkungen und Verletzungen aushalten können, ohne sofort zurückzuzahlen. Altenpflege braucht Personen, die sich entladen können, ohne die alten Menschen zu treffen (bis auf ein paar kleinere Schweinereien, die verzeihlich sind). Das kann nicht jeder und auch nicht jeder Altenpfleger. Wenn ein schwieriger Alter und ein nicht belastbarer Pfleger aufeinander treffen, kommt es leicht zu Gewaltausbrüchen.

Ich selbst rechne mich zu den Menschen, die einstecken können, und das, ohne allzu lange darunter zu leiden. Aber kann ich, will ich diese Fähigkeit im Alter weiter pflegen? Ich glaube nein, denn man braucht sehr viel Kraft, und die geht mir mit zunehmendem Alter verloren.

Kurz bevor mich meine Müdigkeit gegenüber den Problemen in der Altenpflege befiel, interessierte mich die Frage, wie alte, über 60-jährige Altenpflegerinnen den Umgang mit alten Menschen aushalten. Ich hatte mir schon zwei 60-jährige Pflegerinnen ausgesucht. Beide erwarteten von den jüngeren Kollegen ein Entgegenkommen, das sie den Heimbewohnern kaum noch geben konnten. Sie waren es leid, sofort zu springen, wenn ein alter Mensch einen Wunsch hatte, ließen aber die jungen Kolleginnen gerne für sich laufen. Ich habe die Frage nicht zu Ende erforscht, aber ich glaube, man sollte den Pflegeberuf im Alter nicht mehr ausüben. Man tut sich und den Alten damit keinen Gefallen, denn man ist gezwungen, Rücksichten zu nehmen, von denen man glaubt, dass sie einem selbst zustehen.

Aber wie soll Altenpflege in der Zukunft aussehen, wenn es kaum noch Jüngere gibt, wenn die alten Alten auf die Hilfe der jungen Alten angewiesen sein werden? Wie sieht es in Familien aus, in denen 60-jährige Töchter 85-jährige Mütter pflegen? Die allermeisten schaffen das gar nicht. Und nun müssen wir uns vorstellen, dass wir in 20 oder 30 Jahren, wenn man uns in das Schattenreich des Alters getragen hat, auf die Unterstützung und Pflege von den jungen Alten, den 60-Jährigen, angewiesen sein werden.

Wie wird der Umgangston sein, wenn ein junger Alter einen alten Alten pflegt und beide den Bonus des Seniors beanspruchen? Was passiert, wenn der 80-Jährige sein Gebiss aus dem Mund nimmt, um es abzulecken? Wird der 60-Jährige seine Prothese ebenfalls herausnehmen, um dem 80-Jährigen vor Augen zu führen, wie ekelhaft sein Verhalten wirkt?

Ich denke, alte Menschen sind auf junge Pfleger angewiesen, die bereit sind, die Rolle des jüngeren, des sich freiwillig unterwerfenden Kindes anzunehmen, die bereit sind, einzustecken und die Alten dennoch nicht im Stich zu lassen. Junge Menschen, die noch voller Ideale sind, die nicht alles aufrechnen und noch viele unentdeckte Lebensbereiche haben, in denen sie sich Erfolg, Zuversicht und Lebenslust versprechen können.

In der Altenpflege gibt es, gottlob, viele junge Altenversteher. Es ist zwar schrecklich naiv, aber auf das Angenehmste tröstend, wenn ein junger Altenpfleger sagt: Die Menschen können sein, wie sie wollen, ich finde es toll, ihnen helfen zu können. Die Arbeit mit alten Menschen gibt mir eine große Befriedigung. Der Umgang mit alten Menschen ist eine Bereicherung für mich. Von den Alten kann ich viel lernen.

Schön, dass die Jungen die Alten durch die Brille des Verstehens und Verständnisses, der Milde und der Nachsicht sehen. (Nebenbei bemerkt: Viele alte Menschen haben das auch verdient.)

In wenigen Jahren werden wir 50- bis 70-Jährigen es sein, die auf solche jungen Leute angewiesen sein werden. Junge Pfleger, die uns verschleißen, wie wir sind.

Deshalb mache ich den Vorschlag, dass wir 50plusler schon mal anfangen, pfleglich mit den Kindern und Jugendlichen umzugehen, ihnen von unserem Wohlstand eine gehörige Portion abzugeben, und sei es nur, damit sie sich eines Tages uns gegenüber verpflichtet fühlen.

Alternativ biete ich den folgenden Vorschlag an: Wir halten die Jungen von unseren Fleischtöpfen fern. Das könnte uns helfen, soviel Wohlstand anzusparen und zu horten, dass wir uns später die Pflege, die wir uns wünschen, leisten können. Das wäre marktgerecht und wahrscheinlich realistischer, als sich frühzeitig ohne Wechsel Wohlwollen zu erkaufen. Wir Alten hätten Geld, wären Kunden, und die Jungen, die unser Geld haben wollen, strengen sich an, uns ihre Dienste anzubieten. Unter solch rein pekuniären, ökonomischen Gesichtspunkten bräuchten wir keine christliche Ethik mehr für den Umgang mit alt gewordenen schwierigen Menschen. Berechenbares Einfühlungsvermögen und Verständnis stellten sich bei der Aussicht auf Bezahlung von alleine ein. Wir müssten lediglich bezahlen.

Sterbebeistand? Kein Problem. Das macht die Stunde 75 Euro. Ein nettes Wort? Ein Euro pro Silbe. Die Hand halten bei Angst? Macht 75 Euro pro angefangener Stunde plus 50 Euro Zulage, weil man nach einer Stunde Angst nicht sofort zum nächsten Kunden gehen kann. Die Entsorgung eingekoteter Einlagen wird nach dem Grad des Gestanks berechnet. Durchfall kostet extra. Wer aufgrund seines geistiges Abbaus oft schreit, muss den doppelten Betrag zahlen, weil er die andere Kundschaft belastet.

Alles hat seinen Preis, auch Rücksichtnahme.

Ausscheidungen

„Oben Licht und unten dicht“ war eine der Fürbitten alter Menschen, damals, als sie noch beteten. Neben der Angst vor geistiger Verwirrung fürchten auch heute noch die meisten von uns den Kontrollverlust über unsere Ausscheidungen. Das Nachlassen der Schließmuskeln, unkontrollierter Harnverlust, Blähungen, die in die Hose gehen. Wenn man Pech hat, sitzt man am Ende in vollen Windeln. Ausscheidungen werden mit zunehmendem Alter immer interessanter. Nachsehen, ob der Stuhlgang in Ordnung ist, ein kurzer Kontrollblick, ob sich keine Spuren von Blut finden. Das sind neue Gewohnheiten, und allmählich wird einem vertraut, was man jahrelang möglichst schnell verschwinden lassen wollte. Leider machen es einem die modernen Toiletten ziemlich schwer, seine Ausscheidungen einer Kontrolle zu unterziehen. Wasserklosetts sind so konstruiert, dass die Exkremente direkt im Wasser verschwinden, sich uns, ohne dass wir noch mal Abschied von ihnen nehmen können, sofort und unauffällig entziehen. Das ist schade, denn man möchte doch gerne wissen, was einen im Darm gequält hat, was nicht rauskommen wollte, was einen bedrückte, was rumorte oder was sich plötzlich flüssig entledigt. Schwierig wird das Unterfangen, wenn man nach seiner ersten Vorsorgeuntersuchung, zu der ich natürlich viel zu spät gegangen bin, vom Arzt aufgefordert wird, drei Stuhlproben abzugeben. Welcher Aufwand! Eine Zeitung so sorgfältig in die Schüssel legen, dass sie mit dem Wasser nicht in Berührung kommt, vorsichtig drücken und notfalls abpitschen, damit unter dem Gewicht nicht alles sofort mit der Zeitung durchrutscht. Ich brauchte beim ersten Mal zwei Versuche, bis ich endlich mit dem Spachtel eine Probe nehmen konnte. Dank moderner Hygiene sind unsere Ausscheidungen ruck zuck weg. In jungen Jahren, wenn man nach vorne und nicht nach hinten sieht, ist das ein Vorteil. In meinem Alter jedoch, wenn man das Abfallprodukt braucht, erweist sich die rasche Entledigung als Nachteil.

Im Allgemeinen werden menschliche Ausscheidungen wie Abfall behandelt, wie Dreck, wie alte Menschen, wie der Tod, sagt Midas Dekkers, der einmal ausführlich den Reiz der Vergänglichkeit beschrieben hat.

„Das Entleeren der Därme ist am wenigsten angesehen. Darüber gibt es keine Gedichte, die Zeitungen haben neben der Kochrubrik keine Kackrubrik eingerichtet, kacken tut man klammheimlich, als wäre es illegal. Haben Sie etwa in letzter Zeit jemand kacken gesehen?“, fragt Dekkers seine Leser.

Ich, der ich in Pflegeheimen ein- und ausgegangen bin, kann die Frage mit „Ja“ beantworten. Ich habe die alten Menschen bei ihren Verrichtungen viel öfter gesehen, als denen und mir lieb war. Wenn man im Alter die Hose nicht mehr alleine herunterlassen kann oder sie nicht mehr hoch bekommt, dann sind Ausscheidungen keine Privatangelegenheit mehr. Man kackt unter Aufsicht.

Meistens sitzt man noch nicht mal auf seinem eigenem Klo. Man muss die Schüssel mit anderen teilen. Das ist unangenehm. Waren viele Gäste bei uns zu Hause, dann ist mein Klo am nächsten Morgen entweiht. Ich muss es zuerst richtig sauber machen, vor allem von den Spuren der vergeblichen Versuche meiner Freunde, die Schüssel zu treffen. Ein eigenes Klo ist wichtig. Auf vertrauten Klos ist man wirklich bei sich und mit sich alleine, und deshalb möchte man nicht gestört werden. Nicht umsonst heißt es „das stille Örtchen“. Es ist ein Rückzugsraum, auf dem man es sich gemütlich macht, um die Zeitung zu lesen. Und wehe, man wird gestört durch die Kinder, die Ehefrau, die einen verdrängen will, oder die verwirrte Mutter, die so ungern alleine ist und einen bis zum Klo verfolgt. Als alter Mann sitzt man entblößt auf dem einst so geliebten Rückzugsort, und irgendeiner steht in der Tür und fragt, ob man fertig ist. Das ist widerlich.

Mir war das immer unangenehm, in den Altenheimen die Dinge, die im normalen öffentlichen Leben nicht vorkommen, vor Augen und unter der Nase zu haben. An manchen Tagen saß ich abends vor dem Fernseher und fragte mich, ob ich den widerlichen Geruch um mich herum verbreitete. Meine Frau meinte, sie rieche nichts. Offensichtlich habe ich an manchen Tagen abends noch die unangenehmen Düfte, die ich morgens in einem Pflegeheim gerochen habe, in der Nase.

Es hat mich eine Zeitlang sehr interessiert, wie PflegerInnen mit dem Kot und Urin fremder Menschen umgehen. Sie leben zeitweise in einer Welt, in der Ausscheidungen bis in die Sprache hinein verpönt sind, und dann wieder in einer Welt, in der sie an der Tagesordnung sind.

Gewissermaßen als Einstieg in das Thema habe ich ein Buch mit dem vielversprechenden Titel „Die Kulturgeschichte der Scheiße“ gelesen. Mir war vor der Lektüre gar nicht klar, dass unser Dichterfürst Goethe oder unsere beliebte Liselotte aus der Pfalz hemmungslos ihre Verdauung und die dabei entstehenden Geräusche beschrieben haben und sich keineswegs scheuten, den unsäglichen Begriff „Sch …“ in den Mund zu nehmen. Da muss etwas in den letzten 200 Jahren mit unserem Kot passiert sein. Wahrscheinlich störte er, als man begann, die menschliche Arbeit an den Takt der Maschinen anzupassen. An Förderbändern kann ja schließlich nicht mehr jeder dürfen, wann er muss. Damit alles reibungslos funktioniert, mussten Ausscheidungen reguliert werden. Mir selbst wurde am ersten Schultag beigebracht, wie man mit seinem existenziellsten Bedürfnis umzugehen hat. Bis dahin war ich gewohnt, „Pipi“ zu machen, wann ich musste. Also verließ ich am ersten Schultag die Schulbank, um zur Toilette zu gehen, die allerdings damals noch eine geteerte Pissrinne war. Mein Lehrer ließ mich gehen, ermahnte mich aber, in Zukunft zu warten, bis es geklingelt habe. So lernte ich sehr früh schon, meine Ausscheidungen zu kontrollieren und einer Uhrzeit unterzuordnen. Das kann ich bis heute. Manchmal bevor ich in eine längere Besprechung gehe, muss ich eigentlich nicht, aber vorsichtshalber gehe ich doch mal zum Klo. Muss ich „zwischendurch“, kann ich das ganz gut bis zur nächsten Pause aufhalten. Sie sehen, ich funktioniere. Wer weiß, wie lange noch.

Ich konnte also feststellen: Erstens: Ausscheidungen haben in unserer derzeitigen Gesellschaft nichts zu suchen. Zweitens: Menschen, die ihre Ausscheidungen nicht kontrollieren, haben ebenfalls in unserer Gesellschaft nichts zu suchen. Man steckt sie in Pflegeheime. Drittens: In den Pflegeheimen schmieren manche alten Damen und Herren ihren Kot ins Bett, in die Fliesen, sie falten die verschmierte Einlage sorgfältig, tragen sie spazieren oder verstecken sie im Schrank. Einige rollen ihren Kot zu Kügelchen und verschenken diese. Viertens: Altenpfleger werden mit genau den Dingen konfrontiert, die es eigentlich nicht geben sollte.

Und damit bin ich wieder bei meiner Ausgangsfrage: Wie kommen Altenpfleger mit der Unvereinbarkeit der beiden Welten zurecht? Vordergründig scheint es ihnen nicht viel auszumachen. Sie sagen, das sei ihr Beruf, und fertig. Tatsächlich ist es so, dass sie sich an den Normen der funktionierenden Gesellschaft orientieren und bestrebt sind, alle Spuren schnellstmöglich zu beseitigen.

Was mich immer wieder erstaunte, ist der Umstand, dass die Ausscheidungen „unten herum“ für Altenpfleger so gut wie kein Problem darstellen. Der Po ist der anerkannte „Bäh“-Bereich. Den kennt man. Sie können den Po reinigen, sogar ohne Schutzhandschuhe, und können, wenn es eilig ist, mit der selben Hand, die eben noch den Po gewaschen hat, dem Menschen das Gebiss in den Mund schieben. Kot und Urin scheint nur dann ekelhaft, wenn er irgendwo ist, wo er nicht hingehört: an den Fliesen des Badezimmers, auf dem Fußboden, an den Wänden, auf der Bettdecke. Oder was so ziemlich das Schlimmste ist: im Mund eines alten Menschen.

Der Mund ist dagegen der „heilige“ Bereich. Die Ausscheidungen „oben herum“ werden von den meisten als ekelhaft erlebt. Spucke, Nasenschleim, Erbrochenes, herausgenommene Gebisse. Unterziehen wir auch diesen Ausscheidungen einer kurzen Betrachtung, denn auch sie werden mit zunehmendem Alter interessant.

Früher als Raucher musste ich mich oftmals frei husten, das war irgendwie befreiend. Heute, da ich mir das Rauchen längst abgewöhnt habe, bin ich bedenklich oft verschleimt und mache mir Sorgen. Eigentlich habe ich gar keine Lust, in das Waschbecken, in das Taschentuch, in das ich mich entledigt habe, hineinzusehen. Aber der Auswurf könnte ja eine komische Farbe haben oder anders sein als sonst. Dumm wäre es natürlich, wenn andere auch in den „Genuss“ meiner Auswürfe kämen. Stellen Sie sich das vor, im Waschbecken liegt ein „Gelber, der noch zuckt“, und Sie treten unvorbereitet an eben dieses Waschbecken. Da reicht schon die Vorstellung, um von Ekel angefallen zu werden.

In der Altenpflege kommen derartige Bilder nicht nur in der Phantasie vor. Sie sind wirklich da.

Eine alte Dame freut sich, mich zu sehen, und tätschelt mein Gesicht. Ich halte still, um ihr eine Freude zu bereiten. Am nächsten Morgen sehe ich an ihrem Bett blutverschmierte Popel. Sie war wohl die ganze Nacht damit beschäftigt, ihre Nase zu untersuchen und das Gefundene am Bettrand abzustreifen. Der Ekel packt mich. Ich habe einen Kloß im Hals und kann gar nicht so schnell kotzen, wie ich möchte. Ich verlasse das Zimmer, um durchatmen zu können.

Der Gedanke, die Schmiererei wegwaschen zu müssen, ist mir unerträglich. Ich will gar nicht daran denken.

Das Bild der Popel am Bett habe ich wochenlang nicht aus meinem Kopf bekommen. Es reichte ein in der Nase bohrender Autofahrer an einer Ampel, um in mir Brechreiz zu erzeugen. Nach jenem Morgen habe ich nie mehr mein Gesicht hingehalten, wenn mich die alte Dame liebevoll tätscheln wollte.

Betrachten Sie einmal die Ausscheidungen aus dem Mund beim Essen. Auch die sind nicht angenehm. Wenn man kaum noch schlucken kann und der Schleim, eine Mischung aus Spucke und zerkauten oder bereits passierten Essensbrei, aus dem Mund läuft. So kann das Essen im Alter für beide zur Qual werden, für den, der das Essen reicht, und den, der es einverleiben muss. Gegenüber der Einverleibung wirken Ausscheidungen geradezu wie ein Akt der Befreiung, jedenfalls wenn man Midas Dekker noch einmal folgen will:

> „Wenn Kacke auch unappetitlich sein mag, Kacken ist eine Wonne. Bei vielen Menschen sieht man, wenn sie von der Toilette zurückkommen, ein unbestimmtes Lächeln oder gar unverhohlenen Stolz. Und zu Recht, denn Kacken ist ein kreativer Prozess. Man produziert etwas. Ganz anders als beim Essen, das rein destruktiv ist. Es stimmt, dass jemand beim Kacken kein schöner Anblick ist, aber das ist beim Essen auch nicht der Fall. Wenn Sie das bei Ihrem Gegenüber am Tisch einmal genau beobachten – das Mahlen der Zähne, das Einspeicheln jedes Bissens, die schmatzenden Geräusche, das wollustige Wippen des Adamsapfels –, dann ist das Essen auch kein Vergnügen. Wenn es vorbei ist, fühlt man sich aufgebläht. Ganz im Gegensatz zu dem Gefühl nach einem Toilettenbesuch. Beim Kacken fällt etwas von einem ab, man wird etwas los.“ (S.267/8)

So oder so: Wenn man abhängig geworden ist, bleibt einem jede Freude versagt. Ich stelle mir angesichts der Kloszenen in deutschen Pflegeheimen manchmal vor, wie ich demnächst auf einem dieser sterilen Nasszellenklos sitze. Von der lästigen Einlage befreit, kann ich mich meinem Penis widmen und endlich meine Vorhaut untersuchen. Nur die Pflegerin hat keine Lust, meinem Treiben zuzusehen. Sie steht vor mir und bedrängt mich: „Drücken Sie mal, Herr Schützendorf! Feste! Kommt nix? Feste drücken!“

Dekker hat Recht. Es geht um eine Produktion, denn die Pflegerin denkt, wenn der alte Herr auf dem Klo sitzt, dann soll auch etwas dabei herauskommen. Nur ich will nichts ausdrücken, ich will meine Vorhaut untersuchen und denke: „Was will das junge Ding? Was macht die überhaupt hier, wenn ich meine Vorhaut und Eichel untersuche?“

Aber bei der Produktion hört der Spaß auf, selbst im Alter, wenn das Produkt eigentlich Abfall ist.

Damit es endlich läuft, dreht die Pflegerin den Wasserhahn am Waschbecken auf und stellt eine letzte Frage: „Kommt es?“ Nein, es kommt nicht. Sie zieht mir die Hose hoch und führt mich aus der Toilette. Denn nur zum Spaß sitzt man nicht auf der Toilette.

Zehn Minuten später sitze ich im Flur und habe Harndrang. Die Pflegerin fragt mich: „Müssen Sie mal, Herr Schützendorf?“ Sie beruhigt mich: „Sie waren eben auf der Toilette. Da ist nichts gekommen.“ So ist das im hohen Alter. Eben noch wollte ich spielen und durfte nicht, jetzt muss ich pinkeln und das darf ich jetzt auch nicht.

Pflegende, die sich selbst als professionell bezeichnen, behaupten gerne, sie hätten keine Ekelgefühle. Ich habe das nie geglaubt.

Ich finde Urin, Samen, Blut, Kot, abgerissene Finger- oder Fußnägel von anderen Menschen unappetitlich. Manchmal sehe ich in der Pflege eine von Kot und Urin verklätschte Scheide, und dann setzt sich in Sekundenbruchteilen dieses abstoßende Bild in mir fest. Ich bekomme es an manchen Tagen nicht aus dem Kopf. Wenn an solchen Tagen die schöne Nachbarin käme und mir gestehen würde, dass sie mich schon immer verführen wollte, ich müsste ihr sagen, dass es heute keinen Zweck hätte.

Beckenbodentraining

Anleitung zum Fitbleiben beim Älterwerden:

In einer der vielen Gesundheitsrubriken irgendeiner Zeitung las ich, dass Frauen versuchen sollten, den Beckenboden zu trainieren, damit ihnen nichts in die Hose geht. Wenn ich alles richtig verstanden habe, ist die Methode einfach. Die Frau lässt ihr Wasser laufen und pitscht ruckartig ab. So wird der Schließmuskel trainiert.

Eine trockene Hose im Alter halte ich für unbedingt erstrebenswert. In den 70er Jahren bin ich regelmäßig mit Bussen voller alter Damen, denen manches Tröpfchen und auch mehr in die Hose ging, zu Ausflugszielen gefahren. Lady-Tenas gab es noch nicht, dafür zu meinem großen Verdruss das Parfum „4711“. Und zwar in rauen Mengen. Mir wurde auf längeren Busfahrten von dieser unseligen Mischung aus Urin und „4711“ immer übel. Um meine Frau frühzeitig vor dem Einnässen, aber auch vor dem Gebrauch von „4711“ zu bewahren, empfahl ich ihr, einen Kurs im Beckenbodentraining zu belegen. Sie ignorierte meinen Vorschlag. So beschloss ich, nicht weiter auf ihre Einsicht zu setzen, sondern sie durch geeignete Maßnahmen zu ihrem Glück zu zwingen. Alte Menschen brauchen das manchmal. Als sie bei einem abendlichen Spaziergang durch den Wald auf die Heimfahrt drängte, weil sie mal müsse, ermunterte ich sie, sich hinter einen Baum zu hocken. Kaum dass sie die Hose unten hatte, flüsterte ich ihr zu, jemand käme uns entgegen. Ruckartig beendete sie ihre Sitzung. Der Zweck der Übung war aus meiner Sicht erreicht, der Schließmuskel war trainiert worden. Meine Frau zeigte überhaupt kein Verständnis für meinen Feldversuch. Sie weiß noch nicht, was auf sie zukommt, wenn sie unter Aufsicht ausscheiden muss. Davor will ich sie bewahren.

Gepflegtes Alter

Eines schlimmen Tages hatte ich einen Schlaganfall. Seither ist meine rechte Körperhälfte gelähmt. Sie hängt irgendwie an mir, und ich nehme sie überhaupt nicht wahr. Blöderweise ist dadurch auch meine Fähigkeit zu sprechen verloren gegangen. Ich verstehe zwar, was Menschen mir sagen. Ich erkenne auch fast alles, aber ich finde keine Worte für das, was ich ausdrücken will. Die Begriffe wollen mir partout nicht einfallen. Das nervt. Ich bin nur in der Lage, Grunzlaute auszustoßen. Um mich verständlich zu machen, versuche ich zu gestikulieren. Meine Frau hat, nachdem die Sprachtherapeutin ihre Bemühungen aufgab, eine Sammlung von Bildern und Fotos angelegt. Sie legt sie mir vor, und ich zeige, was ich haben möchte. Das geht, aber meine Ausdrucksmöglichkeiten sind damit auf die vorhandenen Bilder reduziert. Es ist zum Verzweifeln. Ab und zu weine ich. Dann verschließe ich mich total und will alleine gelassen sein. Mit diesem Zustand kommt meine Frau nicht zurecht. Sie weiß, dass ich alleine mit meinem Elend sein will, aber sie will mich nicht alleine lassen. Dann weinen wir gemeinsam, jeder für sich. Das sind die Momente, in denen ich mich tot wünsche.

All die kleinen Dinge, Gesten, Gefühle, Worte, die man bei seinem Partner nicht ausstehen kann, aber auf sich beruhen lässt, sie bekommen jetzt überdimensionale Größe. Hat sie mich überhaupt jemals geliebt? Ich hasse sie. Sie hasst mich. Aber wir sind durch die vielen schönen Jahre aneinander gekettet. Wir sind uns vertraut und waren oft genug ineinander verliebt. Ein und derselbe Mensch kann einem den Morgen verzaubern und den Abend versauen. So ist das mit der Liebe. Nur jetzt in unserer neuen Pflegebeziehung spielen sich die Beziehungsdramen in fast minütlichem Wechsel ab.

Meine Frau redet gerne mit mir. Das hat sie immer gern getan. Ich jedoch war ein schlechter Zuhörer. Jetzt bin ich ihrer Redelust ausgeliefert. Manchmal denke ich, dass es ein Fehler war, in gesunden Tagen mit ihr nicht öfter einfach so dahergeredet zu haben. Ich nehme mir vor, viele Gespräche mit ihr zu führen, wenn ich meine Sprache wiederfinden sollte.

Ohne Resonanz hat meine Frau wenig Lust, sich mit mir zu unterhalten. Dann telefoniert sie. Ich höre, was sie über mich sagt, und kann nichts korrigieren. An manchen Tagen reagiert sie gereizt, weil ich mich mal wieder nicht verständlich machen kann. Sie giftet mich an: „Wie soll ich wissen, was du willst, wenn du es nicht sagst?“ Danach braucht sie Abstand. Sie glaubt, mich und die Wohnung verlassen zu müssen.

Ich will nicht alleine sein.

Sie verabschiedet sich, wie man das eben macht, wenn man froh ist, eine Belastung bald los zu sein. Sie fragt, ob ich noch etwas brauche. Ja, sie soll bei mir blieben. Aber ich verweigere ihr einen Blick, eine Geste.

„Ich gehe dann“, sagt sie. Ihre Vorfreude, bald frei zu sein, überwiegt ihr schlechtes Gewissen. Ich denke: Hau ab! Brauchst gar nicht wiederzukommen. Lass mich hier verrecken.

Als sie wiederkommt, lasse ich sie spüren, dass sie mich verlassen hatte. Sie will mir einen Kuss geben. Ich drehe mich weg. Das ist natürlich kindisch, aber erklären Sie mir das mal.

So wie jetzt kann es nicht weitergehen. Fast ein Jahr liege ich schon zu Hause. Zuerst das Krankenhaus, die Rehabilitation, die Erkenntnis, ein Pflegefall zu sein. Krankenbesuche, die immer spärlicher wurden. Fernsehsendungen, die ich in- und auswendig kenne. Kinder, die ihre Pflichtbesuche machen und mit meiner Frau Tage und Stunden aushandeln, an denen sie auf mich aufpassen sollen.

Meine Frau hat sich ein Pflegeheim für mich angesehen. Ich wollte nicht mit. Ich kenne ja alle.

Dreißig Jahre und mehr habe ich mich bemüht, Menschlichkeit, kleine Freuden in diese tristen Versorgungskästen zu bringen, in die man alle hineinsteckt, die nicht mehr funktionieren: alt gewordene psychisch Kranke, Menschen mit Demenz, alt gewordene Schwierige, die es geschafft haben, dass sich niemand mehr um sie kümmern will, Menschen mit Nervenleiden, Sterbende und eben Menschen wie ich nach einem Schlaganfall. Wo so viele Menschen mit unterschiedlichsten Bedürfnissen zusammen leben, kann man keinem mehr richtig gerecht werden. Aber man könnte ihnen doch wenigstens ihren Eigen-Sinn belassen. Nein, die weißen Weibchen und Männchen, die das Sagen haben, ordnen alles einer funktionalen Pflege unter. In diesem Reich der Pflege ist alles einem medizinischen Denken unterworfen. Alles ist steril, sauber, hygienisch, antiseptisch, klinisch, sicher und geregelt.

Freude, Lust, Spontaneität, Spaß, Ungezügeltheit und Verrücktheit sind auf der Strecke geblieben. Die Weißen, die ohne Phantasie und Kreativität alles regeln und verordnen wollen, haben keinen Sinn für das Bunte, es birgt für sie zu viele Gefahren. So verbannen sie konsequent alle normalen Lebensrisiken aus dem Pflegereich. Es gibt zum Beispiel nur hart gekochte Eier – wegen der Gefahr von Salmonellen. Ich mag keine hart gekochten Eier. Ich mag auch keine Salmonellen. Die würde ich jedoch für ein „Zwei-Minuten-Ei" in Kauf nehmen. Ich liebe Süßigkeiten. Süßigkeiten könnten zu einem erhöhten Zuckerspiegel führen. Ich mag zum Essen ein Glas Wein trinken. Alkohol, heißt es, sei ungesund. Wenn überhaupt Leben zugelassen wird, dann nur in homöopathischer Dosierung.

Irgendwann hatte ich aufgehört, gegen die Macht der weißen Weibchen und Männchen anzurennen und die Heime verändern zu wollen. Ich wollte neue Formen des Wohnens und Lebens für Pflegebedürftige erproben. Leider kam mir meine Krankheit dazwischen. Jetzt kümmert sich meine Frau um eine Lösung für sich und für mich.

„Nein", sagt meine Frau nach der Besichtigung eines Pflegeheimes, „da kommst du nicht hin". Ich bin ihr dankbar.

„Ich lass mir was anderes einfallen", sagt sie. Das klingt wie eine Drohung. Nun sind Frauen oft praktischer als Männer veranlagt, jedenfalls meine. Sie hat ein Problem und sucht eine Lösung, die ihr passt. So ein schlichtes Denken war mir immer fremd. Ich hatte immer die grundlegende und allgemeine Lösung für Wohnformen im hohen Alter im Auge – und mich dabei übersehen.

Ein halbes Jahr später verkaufte meine Frau unser Haus, in dem meine Heimwerkerei noch sichtbar und das altengerechte Badezimmer noch immer unvollendet war, an eines unserer Kinder. Danach zog sie mit mir in das Haus von Helga und Dieter, einem mit uns seit langem befreundeten Ehepaar. Helga hatte ungefähr das gleiche Problem mit Dieter wie meine Frau mit mir. Dieter ist ziemlich durch den Wind, also gaga, oder wegen mir dement. Jedenfalls kriegt der so gut wie nichts mehr auf die Reihe. Läuft durch die Wohnung und hängt seiner Frau ständig am Rock.

Helga und Dieter haben keine Kinder. Sie haben ihr Haus einem Verein für Altenpflege gestiftet. An diesen Verein zahlen wir Miete und eine monatliche Pauschale für Pflege und Betreuung. Im Gegenzug können wir von dem Verein Pflegeleistungen abrufen. Das haben die beiden Frauen perfekt geregelt.

In unserer Wohngemeinschaft halten wir uns überwiegend im Erdgeschoss auf. Da steht auch mein Pflegebett. Die Frauen haben sich in der ersten Etage eingerichtet. Dieter geht zum Schlafen zu seiner Frau nach oben. Gehen ist das einzige, was er kann.

Die Frauen kochen meistens gemeinsam oder eine für alle. Wenn die beiden keine Lust auf Dieter und mich haben, bleibt eine bei uns, und die andere macht sich einen schönen Tag. Manchmal haben auch beide keine Lust auf uns. Dann kommt ein Zivi von dem besagten Verein. Den mag ich aber nicht besonders.

Jetzt haben sich die Frauen was Neues einfallen lassen. Sie haben sich einen Mann an Land gezogen. Der bringt seine Frau, Christa, mit. Die sitzt fast immer auf ihrem Stuhl, aber niemals ruhig. Sie spielt mit ihrer Zunge über die Lippen, schaukelt ihre Beine oder reibt ihre Hände. Dieter macht mich ja schon jeck, jetzt kommt die mit ihren Macken auch noch dazu. Ich habe meiner Frau zu verstehen gegeben, dass ich nicht noch eine Bekloppte um mich haben will. Aber sie tat natürlich so, als könne sie mich nicht verstehen. Wenn sie besonders schlecht oder besonders gut gelaunt ist, sagt sie: „Du hast dich doch dein ganzes Leben für die Menschen mit Demenz eingesetzt.“ Sie betont „Menschen mit Demenz“, weil ich immer gesagt hatte, das sind keine Demente, sondern Menschen. Jetzt schlagen meine Ideale gegen mich zurück. Das sind die Momente, wo ich meine Frau hasse. Ich will nicht mit diesen Menschen mit Demenz zusammen sein. Dieter und Christa nerven mich.

Dieser Mann, Uwe heißt er, kommt mit seiner Tusnelda jeden Morgen zu uns zum Frühstück. Manchmal verlässt Uwe danach das Haus, manchmal bleibt er. Christa aber bleibt jeden Tag bei Dieter und mir. Abends gehen sie zurück in ihre Wohnung. Wahrscheinlich würde Uwe mit seiner Frau bei uns einziehen, wenn Platz wäre. Soll er doch warten, bis Dieter oder ich tot sind. Wird ja wohl nicht mehr so lange dauern.

Wenn die Frauen unterwegs sind und Uwe bei uns bleibt, ist es an sich nicht schlecht. Er sieht gerne Fußball und redet auch gern darüber.

Das mag ich, solange er nicht das Gespräch auf Bayern München bringt. Seitdem er da ist, bekomme ich auch schon mal ein Glas Bier. Bier ist Nahrung, sagt Uwe immer. Recht hat er. Und außerdem spült Bier die Nieren. Auch das ist richtig, ich sehe ja schließlich in dem Beutel, der an meinem Bett hängt, was aus den Nieren rauskommt.

An manchen Tagen sagen sich unsere drei Gesunden: „Heute machen wir uns einen schönen Tag. Wir frühstücken im Café.“ Dann kommt eine Pflegerin vom Verein und füttert uns. Lieber ist mir, wenn ich mit meiner Frau zusammen frühstücken kann. Ich verstehe, dass sie nicht jeden Morgen Lust hat, mir beim Essen zuzusehen. Da läuft mir der Nahrungsbrei schon mal aus dem Mundwinkel oder ich verschlucke mich. Verdammte Scheiße, will ich dann rufen, aber mir fehlen die Worte, und aus Wut stell ich mich stur, wende mich ab und esse überhaupt nichts mehr. Meine Frau respektiert das.

„Wer nicht will, der hat“, sagt sie dann. Aber diese junge Pflegerin lässt nicht locker. Sie kratzt mir den Brei vom Kinn und drückt wieder alles in meinen Mund. Widerlich! Was man ihr bloß in der Ausbildung beigebracht hat? Ich kann es mir denken: Sie soll voller Empathie auf mich eingehen und mich mit sanftem, aber unnachgiebigem Zureden zum Essen bringen. Wahrscheinlich hat sie meine Pillen direkt mit unter das Essen gemischt. Das alles kann sie von mir nicht gelernt haben.

Während sich meine Pflegerin mit mir abmüht und alles tut, um mich zu ärgern – ich presse die Lippen aufeinander, und sie wartet mit dem vollen Löffel bewaffnet geduldig auf einen einsichtigen Moment von mir – steht Dieter schon bereit, sich über die von mir verweigerte Nahrung herzumachen. Der isst alles, was er in die Finger kriegt. Schon hängt er mit seinen Pfoten in meinem Teller. Die Sau. Die Pflegerin wird leicht nervös. Ich will jetzt essen, weil ich Dieter nicht den Triumph über meinen Teller gönne, aber die Pflegerin räumt meinen Teller beiseite, um zunächst mal Ruhe zu haben. Ich bleib mal wieder auf der Strecke. Keiner versteht mich. Jetzt wird Christa, die schon die ganze Zeit mit ihren Fingern in ihrem Essen matschte, gefüttert. Dieter hat schon ein Auge auf den Teller von Christa geworfen. Ich bin in diesem Affenstall der einzige mit Verstand, habe Hunger und kann nichts sagen. Also grunze ich.

Blöd an meiner Situation ist, dass ich meinen Stuhlgang nicht kontrollieren kann. Alles geht ohne mein Zutun in die Windeln. Manchmal kann ich mich selber nicht riechen. Morgens kommt eine Pflegerin, um mich aus der Kacke zu holen. Das ist nicht angenehm. Wie ein kleines Kind liegt man da und kann nichts tun, wird untenherum gewaschen. Ich stinke. Die Pflegerin lässt sich nichts anmerken, aber ich registriere, dass sie sich länger als üblich im Badezimmer aufhält, und jetzt unterhält sie sich mit meinen Frauen. Währenddessen liege ich unten herum nackt in meinem Bett. Jetzt kommen die drei auf mich zu und begutachten mich da unten in aller Ausgiebigkeit.

„Da ist ein Pilz in der Leiste“, erklärt die Pflegerin. „Sehen Sie mal.“ Meine Frau überzeugt sich und Helga direkt mit. Ja bin ich bescheuert oder was? Bin ich zur Besichtigung freigegeben?

Die Pflegerinnen vom Verein werden auch für das Baden von Dieter gebucht, weil er Duschen nicht mag. „Das tun wir uns nicht an“, hatten die Frauen beschlossen. Ich finde den Entschluss in Ordnung, denn ich fand es nicht in Ordnung, dass sich meine Frau und Helga beim Duschen von Dieter abwechselten.

Dieter ist der Liebling seiner und meiner Frau. Ich bin derjenige, der im Bett liegt, alles vollscheißt, grunzt und ständig unzufrieden ist. Nachts läuft Dieter durch die Wohnung und raubt mir den letzten Schlaf. Aber dieser Dieter darf ja alles. Er macht mich bekloppt. Er gehörte längst in ein Heim.

Jetzt planen unsere drei Gesunden einen gemeinsamen Urlaub – natürlich ohne Christa, Dieter und mich. Ob Dieter das verkraftet? Aber das gönn ich ihm: 14 Tage ohne seine Helga. Alle überlegen, wie Dieter mit der Situation zurechtkommen wird. Ich grunze, damit ich überhaupt wahrgenommen werde. Statt mich in ihre Überlegungen einzubeziehen, verlassen die drei das Zimmer, um nebenan ungestört über den armen Dieter reden zu können.

Nach einigem Hin und Her haben sie mit dem Verein einen Dienstplan ausgetüftelt, in dem geregelt ist, dass wir rund um die Uhr betreut werden. Christa schläft während der zwei Wochen in unserem Haus.

Nachts kommt ein hübsches junges Mädchen zu uns. Sie erzählt mir, dass sie Medizin studiert, und sie erzählt mir, dass Dieter sich nachts zu Christa ins Bett legt. Christa mag das nicht. Das erklärt, warum jetzt nachts zwei Verrückte durch das Haus wandern.

Tagsüber kommen Pfleger oder ehrenamtlich tätige Frauen zu uns. Letzten Samstag übernahm eine herzensgute Dame den Dienst. Sie hatte Verständnis für das gesamte Elend dieser Welt. Nur nicht dafür, dass ich ab 18 Uhr die Sportschau sehen wollte. Sie hat sich vorgenommen, sich mit mir zu unterhalten. Also erzählt sie, wie toll sie ihre ehrenamtliche Tätigkeit findet, sie habe immer gerne mit Menschen zu tun gehabt, sie komme auch gerne zu kranken Menschen, das sei eine sehr schöne Aufgabe.

Ich will, dass sie den Mund hält und den Fernseher anschaltet. Ich grunze und zeigt wie verrückt auf den Fernsehapparat. Statt einzuschalten entschuldigt sie sich, dass sie mich nicht versteht: „Sagen Sie mal. Was genau wollen Sie mir sagen? Liegt da was, das Sie haben wollen?“

Da liegt nichts.

„Wie lange haben Sie das schon? Ich meine diesen Schlaganfall? Wie ist das passiert? Es tut mir leid, ich kann Sie nicht verstehen. Ihre Frau hat mir erzählt, dass Sie sich früher um alte Menschen gekümmert haben. Ich finde, alte Menschen haben es verdient, dass man sich um sie kümmert.

Sie wollen mir was sagen? Tut mir leid, ich verstehe Sie nicht. Wissen Sie was, ich mache uns eine schöne Tasse Kaffee, und für Sie schäle ich eine Apfelsine.“

Dann verschwindet die heilige Johanna aller Pflegebedürftigen in unsere Küche. Teil eins des Problems wäre gelöst. Wer könnte jetzt den Fernsehapparat einschalten?

Hoffentlich kommt nächsten Samstag der Zivi, dem es egal ist, wie es mir geht und ob meine Windel voll ist. Er soll um 18 Uhr die Sportschau einschalten und den Mund halten.

Wie zu vermuten war, kommt Dieter ohne Helga schlecht zurecht. Sein ständiges Suchen nervt. Letzte Nacht hat er sich zu mir ins Bett gelegt. Wird der etwa auf seine alten Tage schwul? Aus meinem früheren Leben weiß ich, dass er Geborgenheit sucht. Das soll er auch, aber nicht bei mir. Die Medizinstudentin lässt sich mal wieder nicht blicken. Nach ihr schreien kann ich nicht. Also versuch ich Dieter mit meiner gesunden Hand aus dem Bett zu schlagen. Irgendwann geht er, findet die Studentin und wird getröstet. Mir erscheint die ganze Welt ungerecht.

Nachdem unsere Gesunden aus dem Urlaub zurück sind, legt sich Dieter wieder zu mir in mein Bett. Ich wehre mich, und diesmal gelingt es mir, ihm gezielt auf die Nase zu schlagen. Er schlägt zurück. Vor lauter Erregung lässt Dieter sein Wasser laufen, natürlich in mein Bett. Das ist einen weiteren Schlag in sein Gesicht wert.

Als Helga ihren Mann sucht und bei mir im Bett findet, lacht sie. Zwei Männer im Bett, ein Krüppel und ein Verrückter.

Am nächsten Tag wundern sich Helga und meine Frau über mein blaues Auge und die geschwollene Nase von Dieter. Sie haben keine Erklärung und vermuten, dass wir uns an irgendeiner Kante gestoßen haben.

Das alles ist doch kein Zustand!

Wie soll es mit uns weitergehen?

Hoffentlich bin ich bald tot.

Frauensache

Das Alter ist weiblich, sagen die Gerontologen und meinen damit, dass Frauen älter als Männer werden, dass es mehr alte Frauen als Männer gibt und dass von den Problemen des Alters wie niedrige Renten, Krankheit und Pflegebedürftigkeit vor allem Frauen betroffen sind. Das erklärt möglicherweise, wieso relativ wenig über das Älterwerden von Männern bekannt ist. Ein Klimakterium gibt es, soweit bekannt ist, bei Männern nicht. Was man sicher weiß, ist, dass Männer im Alter erfolgreicher sind, wenn es darum geht, sich umzubringen. Jean Améry oder Ernest Hemingway sind zwei Beispiele. Beide brachten sich im Alter um. Zuvor hinterließ jeder eine schöne Studie über das Alter: „Über das Altern: Revolte und Resignation" der eine und „Der alte Mann und das Meer" der andere.

Noch weiblicher als das Alter ist die Altenpflege. Dieses Berufsfeld haben die Männer den Frauen überlassen. Es gibt wenige männliche Mitarbeiter, und wenn, dann sind es oft Männer mit hohen weiblichen Anteilen, oder sie sind in der Geschäftsleitung angesiedelt. So beherrschen die Frauen den Anfang und das Ende des Lebens.

Im Laufe der Zeit haben sich in der Altenpflege regelrechte Matriarchate gebildet. Dabei wurde ein interessantes Herrschaftssystem entwickelt, das es Pflegerinnen erlaubt, über die Alten zu verfügen und zugleich behaupten zu dürfen, dass sie von den Alten beherrscht werden. Dabei hilft ihnen ihre Fähigkeit, Konflikte nicht wirklich lösen zu wollen, sondern als Dauerkonflikt in einem Schwebezustand halten zu können. Sie haben grundsätzlich nie Probleme mit alten Menschen. Fragt man sie beispielsweise welches Problem sie mit Herrn Müller oder Frau Maier haben, wiegeln sie ab: „Nein, ich hab kein Problem mit Herrn Müller/Frau Maier". Komisch, dabei haben sie gerade Frau Maier noch den Hals umdrehen wollen, und Herrn Müller haben sie getadelt: „Sie sind nicht immer als erster dran, Herr Müller!"

Ich gebe unumwunden zu, dass ich gerne etwas mehr Männlichkeit in der Altenpflege sähe. Einige Männer mehr täten den weiblichen Pflegeteams durchaus gut. Manches würde pragmatischer angegangen und weniger emotional. Beziehungsprobleme würden in ihren Tiefen erst gar nicht erkannt, dafür würden sie aber auch nicht ständig aufgewärmt. Es gäbe wahrscheinlich etwas mehr Sportsgeist in der Pflege: Man sagt sich die Meinung und geht zur Tagesordnung über. Nur leider, wie gesagt: Die Männer, die eine andere Sicht in die Frauensache bringen könnten, sind nicht da. Und solange sie fehlen, kann ich meine Behauptung nicht beweisen. Also lassen wir es beim Alten.

Sollten Sie jedoch jemals im Alter Altenpflegerinnen in die Hände fallen, denken Sie daran: Pflegen verleiht Macht.

Ich habe in der Pflege viele Frauen kennen gelernt, die ihre Macht genossen, indem sie die ihnen anvertrauten alten Frauen und Männer erzogen, ihnen Vorschriften machten und deren Einhaltung überwachten. Sie kommen als fürsorgliche Mütter daher, die gerne bestimmen und sich wundern, wenn die Alten nicht tun wollen, was sie ihnen sagen. Ist man folgsam, erhält man manche Vergünstigung.

Hat man seinen eigenen Kopf, was einem im Alter an und für sich zusteht, handelt man sich meistens Belehrungen, Mahnungen und Strafen ein. Den reglementierenden Müttern der Pflege steht eine ganze Palette von subtilen Macht- und Gewaltmitteln zur Verfügung. Sie können einen dazu bringen, „Bitte" zu sagen, wenn man einen Wunsch hat, obwohl man für ihre Dienste mehrere tausend Euro pro Monat bezahlt. Sie verstehen es, ihre Dienste in Herrschaft umzuwandeln. Keine Kellnerin, keine Verkäuferin, die wesentlich weniger Geld für ihre Arbeit erhält, würde sich das Recht herausnehmen, ihre Kunden so abweisend und so geringschätzig zu behandeln, wie das manche Pflegerinnen tun.

Männer haben es logischerweise in einer Frauengesellschaft schwer. Ihre Gewohnheiten und Vorlieben passen den Damen meistens nicht, und die alten Männer durchschauen die Botschaften, mit denen Pflegerinnen Verbote aussprechen, nicht sofort, spüren die Konsequenzen einer Übertretung aber nachhaltig. Mein 90-jähriger Onkel, dessen Blick auf die Welt 90 Jahre durch keinen frauenemanzipatorischen Gedanken getrübt war, erzählt gerne schlüpfrige Witze. Seit er Pflegerinnen um sich hat, die er so teuer bezahlt, dass ich um mein Erbe fürchten muss, vergewissert er sich zuerst, ob keine in der Nähe ist, bevor er mir einen zum Besten gibt. Das haben wohl einige strenge Blicke oder ein lautstarkes Schweigen bewirkt. Ich kenne diese Blicke und traue mich nicht mehr, ein paar Flaschen Bier mitzubringen. Die gelegentlichen Besuche bei meinem Onkel waren früher richtige Herrenabende, heute gleichen sie mehr einem gesitteten Damenkränzchen.

Wenn die Kraft der Männer nachlässt und sie Pflege benötigen, glauben die Frauen wohl, uns endlich in der Art halten zu können, wie sie sich das immer vorgestellt haben: sanft, charmant, ritterlich, Geschirr abtrocknend, kochend und den Mülleimer pünktlich heraustragend. Wir sollen nicht mehr in geselliger Runde den Becher kreisen lassen, sondern an Bastelstunden und Spielrunden teilnehmen. Weihnachten sollen wir Plätzchen backen, Ostern Eier färben und zwischendurch Mandalas ausmalen oder uns zehn Minuten lang mit Wäscheklammern aktivieren lassen.

Für mich ist das nichts. Auch im hohen Alter brauche ich keine Küche, in der ich Obstsalat zubereiten soll. In der Küche fühle ich mich nur wohl, wenn es etwas zu reparieren gibt, wenn der Wasserhahn tropft oder eine Schublade klemmt. Ich brauche eine Werkbank, den Geruch von frisch gesägtem Holz, den Gestank von Öl, das Geklapper von Schraubenschlüsseln und das Geräusch von Bohrmaschinen.

Die total verweiblichte Altenpflege lässt für solche Utensilien keinen Raum. Die Werkbank steht im Keller für den Hausmeister. Der wird, da Mann, nur in die Pflegebereiche zugelassen, wenn es etwas zu reparieren gibt. Sollte ein Hausmeister je auf die Idee kommen, einem pflegebedürftigen Mann einen Hammer, einen Pinsel, eine Zange in die Hand zu geben, die Pflegerinnen würden es ihm untersagen und wahrscheinlich überlegen, wie sie eine Anklage wegen versuchter Körperverletzung anstrengen könnten. Leben gilt in der Pflege allgemein als bedrohlich und gefährlich und männliche Vorlieben im besonderen.

Mein Rat für alle alten Männer, die im Pflegeheim landen, heißt deshalb: Machen Sie sich nicht das Leben schwer. Tun Sie das, was die Pflegerinnen von Ihnen erwarten. Unterdrücken Sie Ihr Interesse für Sport, Sex und Saufen. Die drei großen „S“ werden in der Altenpflege klein geschrieben und heißen: satt, sauber, still.

Ein weiteres Mal will ich Midas Dekkers zitieren. Ich muss das tun, weil er einer der wenigen Autoren ist, die das Leben vom Ende her betrachten und dies auf eine ausgesprochen angenehme Art und Weise tun – und weil sein Zitat mir zu einer wunderbaren Überleitung verhilft.

„Alte Männer sind Schweinigel“, schreibt er. „Wenn man sie am Fenster des Altersheimes sitzen sieht, sollte man es nicht meinen, aber sie produzieren noch jeden Tag, bis zu ihrem letzten Atemzug, unter den Augen der Heimleiterin Millionen von Samen. Natürlich ist dieser Samen etwas lasch – es sind immer mehr Nieten dabei, der Samenfaden wird etwas ungelenk –, aber er enthält immer noch genügend lebensfrohe Spermien, um die Heimleiterin zu befruchten – wenn sie dafür nicht zu alt ist.“

Zugegeben: Dekkers hat ein etwas antiquiertes Bild von Heimleiterinnen. Ich habe sie noch kennengegelernt, die bigotten, lustfeindlichen, machtgeilen, autoritären Heimleiterinnen. Aber das ist schon ein paar Jahre her. Soweit ich sehe, sind sie ausgestorben oder halten sich angesichts eines liberalen Zeitgeistes, der endlich auch in potenziell totalitären Strukturen wie Heimen Einzug gehalten hat, zurück.

Ernst zu nehmen ist der Hinweis auf das Problem männlicher Sexualität in der von Frauen regierten Altenpflege. Weder Frauen noch Männer entwickeln sich im Alter zu asexuellen Wesen. Natürlich verlieben sich alte Frauen und alte Männer, sowohl in gleichaltrige als auch in jüngere Vertreter meistens des anderen Geschlechtes, alte Frauen auch schon mal gerne des eigenen.

Als ich vor 30 Jahren in Altengruppen und in Altenheime ging, hatte ich überhaupt keine Vorstellung, dass ich von alten Damen als junges Fleisch betrachtet werden könnte. Unbekümmert verschenkte ich mich und fand die verliebten Blicke mancher alten Dame lustig und rührend. Eine wirkliche Gefahr konnte von ihnen für mich gar nicht ausgehen. Damals glaubte ich noch, dass die Sexualität der alten Frauen längst erloschen sei. Bis ich eines Besseren belehrt wurde. Soviel zu den alten Damen.

Kommen wir zu den alten Männern. Natürlich haben die alten Männer, und ich kann mich dazu rechnen, erotische Lust. Natürlich haben wir unsere Phantasien. Aber deshalb sind wir noch keine Wüstlinge. Das Problem der alten Männer besteht halt darin, dass wir von jüngeren, zum Teil attraktiven Frauen gepflegt werden. Ich habe in all meinen Berufsjahren nie verstanden, wieso man Frauen und junge Mädchen nicht auf die Konfrontation mit Sexualität in der Pflege vorbereitet oder ihnen nach entsprechenden Erfahrungen keine Begleitung anbietet. Ich fand das Thema derart wichtig, dass ich es einige Jahre in der Aus- und Fortbildung behandelt und in Aufsätzen bearbeitet habe. Das ist mir nicht immer gut bekommen, weil ich erleben musste, wie lustfeindlich Vertreterinnen der Altenpflege sein können.

Einige Hohepriesterinnen haben mich damals heftigst kritisiert, nicht weil ich die Sexualität der alten Menschen öffentlich gemacht hatte, das hatte ich nicht getan, sondern weil ich über meine Scham, meinen Ekel und meine Lust geschrieben hatte. Sie wollten wohl keine männliche Sichtweise zur Kenntnis nehmen. In einem Aufsatz wollte ich das Problem der Sexualität aus der Sicht eines alten Mannes beschreiben und hatte als Ausgangsbeispiel für weiterführende Überlegungen die folgende fiktive Geschichte gewählt:

> Ich kann mir gut vorstellen, dass ich mich auch noch mit 75 Jahren in eine junge Frau verliebe, in ihr Gesicht, das soviel Frische, Freude und Unschuld ausstrahlt. An manchen Tagen stelle ich mir die Rundungen ihres Körpers unter ihrem Pullover vor und träume, wie es wäre, sie zu berühren, sie zärtlich zu streicheln, ihre Wärme zu spüren. Genauso sehr, wie ich die Erfüllung meiner Träume ersehne, bin ich bemüht, sie nicht Wirklichkeit werden zu lassen. Niemals soll diese junge Frau, die meine Tochter oder Enkelin sein könnte, von meinen Phantasien erfahren. Kein Schatten soll unsere angenehme Vater-Tochter-Beziehung trüben. Unserer Beziehung wird durch manch schönen Glücksmoment bereichert. Sie ist frei von jeder inzestuösen Bedrohung. Ich verrate ihr nichts von meinen geheimen Gedanken, vermeide jede Andeutung. Es reicht mir, sie zu sehen. Jede Andeutung meiner Sehnsucht nach ihrem Körper würde die offene, heitere, unverkrampfte Erotik unserer Beziehung gefährden. Ich genieße ihre Berührungen bei der Pflege. Nicht auszudenken, was geschähe, wenn meine Verliebtheit, meine Zärtlichkeit überflösse und ich mich zu einer Äußerung meiner Sehnsüchte hinreißen ließe. Alles wäre zerstört. Sie soll in mir einen verliebten Vater haben, der uneigennützig für sie da ist.
>
> Und dann passiert das! Sie wäscht mich und dabei wird mein Glied steif.
>
> Ich kann nichts dagegen tun. Ich schließe die Augen und schäme mich zu Tode. Niemals sollte mich diese junge Frau im Zustand meiner körperlichen und seelischen Entblößtheit sehen. Zu spät.
>
> Nun weiß sie Bescheid, oder zumindest ist sie irritiert. Ich habe alles zerstört und möchte sie nie mehr wiedersehen. Denn wie soll sie mir in Zukunft begegnen?

Die Redakteurin einer Fachzeitschrift, die im Mabuse-Verlag erscheint, lehnte eine Veröffentlichung ab, weil ich nach ihrer Meinung die Sicht der Frauen zu wenig berücksichtigt hätte. Vielleicht war mein Beitrag ja auch nicht so geschrieben, dass sich eine Veröffentlichung gelohnt hätte. Trotzdem scheint mir die Antwort der Redakteurin typisch für eine ausschließlich weibliche Sicht in der Pflege.

Kann man sich die Not eines alten Mannes vorstellen, der in dem lustfeindlichen Klima eines Pflegeheimes im Internet die Pornoseiten anklickt, die sich daraufhin jedes Mal selbstständig auf den Bildschirm spielen, woraufhin er nicht weiß, wie er die Seiten wegbekommt? Er kann die Pflegerinnen nicht um Hilfe bitten, weil er sich schämt. Den Computer will er nicht mehr einschalten, weil ja jederzeit eine Schwester, eine Putzfrau sein Zimmer betreten kann. Die Zivildienstleistenden hätten das Problem aus der Welt schaffen können. Aber er wollte sie nicht fragen. Er fragte ausgerechnet mich, der ich von Computern kaum Ahnung habe. Ich fragte meine Söhne, wie das Problem zu lösen wäre. Angesichts des wiehernden Gelächters meiner Söhne über meinen vermeintlichen Versuch, im Internet pornographischer Bilder sehen zu wollen, bekam ich eine Ahnung, warum mein Bewohner die Zivis nicht hatte fragen wollen. Soweit ist es dann doch nicht her mit der sexuellen Aufklärung, jedenfalls, was die Alten betrifft.

Während unser alter Herr sich für das Anklicken pornographischer Fotos schämt, gehen Pflegerinnen hin und ziehen alten Männern bedenkenlos die Vorhaut zurück, um die Eichel waschen zu können. Dabei erwarten sie – und das ist selbstverständlich – von den Männern die Kontrolle über alles Triebhafte. Natürlich sollen sich Männer immer und auch im Alter anständig gegenüber Frauen, auch gegenüber Frauen, in deren Gewalt sie sich befinden, benehmen. Nur leider: Männer geraten in einem solchem Wertesystem leicht in die Rolle der verdammenswerten greisen Lustmolches, wie die beiden alten Richter aus dem Buch Daniel des alten Testaments. Die beiden Alten sehen die schöne und gottesfürchtige Susanne im Bad und bedrängen sie, ihr willfährig zu sein. Die alten Richter werden überführt und ihrer gerechten Strafe zugeführt. So weit, so gut. Keinem Mann, auch keinem pflegebedürftigen, ist es erlaubt, Pflegerinnen zu betatschen. Aber, verlange ich, er darf doch hinsehen. Nein, sagen viele Pflegerinnen, auch das soll er nicht, jedenfalls nicht jeder. Bei so viel sexuellem Purismus wundert es nicht, dass regelmäßig Bedenken bestehen, alte Frauen von männlichen Pflegern waschen zu lassen. Männer seien alten Frauen nicht zuzumuten, wird oft argumentiert. Es leuchtet mir ein, wenn auf die Scham und dic gesellschaftliche Unterdrückung der Frau, die Bedrohung durch den Mann, die Vermutung, dass Frauen unangenehme sexuelle Erfahrungen bis hin zur Vergewaltigung haben, hingewiesen wird. Aber warum, frage ich, lässt man die alten Damen nicht selbst die Entscheidung treffen?

Gerade in den Tagen, da ich diese Zeilen schreibe, wird in einem Heim die Frage diskutiert, ob ein schwarzer Pfleger alte deutsche Frauen baden darf. Da galoppieren alle ungeordneten sexuellen Phantasien kombiniert mit rassistischen Vorurteilen durch die Altenpflege. Als ich dies den diskutierenden Pflegerinnen vorhalte, reagieren die Pflegerinnen vorhersehbar. Mit Sexualität und Rassismus habe das Ganze nichts zu tun, vielmehr müsse man bedenken, dass die alten Frauen ja noch die Angst vor dem „Schwarzen Mann“ kennen.

Nur die alten Frauen werden nicht gefragt. Warum sollten sie es nicht genießen, von einem Mann, ob schwarz, weiß oder gelb, gewaschen zu werden? Die alten Männer fragt ja auch keiner, wenn man jenen, die sich nicht benehmen, den „Schwarzen Mann“ oder um des Spaßes willen einen homosexuellen Kollegen zum Waschen schickt.

Wären die alten Männer und Frauen besser dran, wenn es mehr männliche Pfleger gäbe? Schwer zu sagen. Ich denke doch. Der Umgangston wäre wahrscheinlich rauer und direkter, aber mit weniger Empfindsamkeiten behaftet und dafür versöhnlicher.

Auf jeden Fall stünden mehr Ausflüge zu Sportplätzen oder Hallenturnieren auf dem Freizeitprogramm der Heime. Es würden nicht nur Wohnküchen eingerichtet, sondern auch Werkbänke aufgestellt, neben Puppen lägen Schraubenschlüssel und Schrauben mit Muttern herum, neben einer alten Nähmaschine wäre ein Motor aufgebockt. In die Welt der Sanftheit, der Sauberkeit, der Romantik und der sanften Gefühle hielte ein wenig mehr Streit, Unordnung, Risiko, Spontaneität und Klarheit Einzug. All das käme mir als Mann entgegen. Und die alten Frauen? Die männlichen Pfleger könnten ihnen gelegentlich besondere Blicke zu werfen. Diese würden mancher alten Dame bestimmt besser über den Tag helfen als Medikamente.

Ver-rücktes Alter

Früher wurde man im Alter vergesslich, heute hat man Alzheimer. So ändern sich die Zeiten. Demenz oder Alzheimer sind vertraute Begriffe geworden. Gerne bezeichnet man einen anderen als dement, wenn man sieht, dass er noch nicht ganz alt ist, sich aber gelegentlich wie ein Trottel verhält.

„Hast du schon Alzheimer?", wird man gefragt, wenn man nicht bei der Sache ist. Auf Geburtstagsfeiern zum Fünfzigsten sind Witze über die Krankheit sehr beliebt: „Seit ich Alzheimer hab, lern ich jeden Tag neue Leute kennen." Oder: „Herr Doktor, in letzter Zeit vergesse ich drei Dinge: Mein Alter, meinen Namen und äh, äh, …".

Mit Anfang 50 stand ich vor einer Klasse von Altenpflegeschülern und erzählte eine Episode aus dem Altenheim. Eine Schülerin meldete sich zu Wort. Ich bat sie abzuwarten, bis ich meine Geschichte zu Ende erzählt habe, denn die Pointe kam zum Schluss. Aber sie zündete nicht. Die Schüler zeigten keine Reaktion. Ich erteilte der Schülerin von vorhin das Wort und sie sagte ohne Häme: „Herr Schützendorf, diese Geschichte haben Sie uns letzte Woche schon erzählt."

Eine Zeitlang fand ich diese Begebenheit witzig. Ich glaubte mich im Vollbesitz meiner geistigen Kräfte. Eine kleine Konzentrationsschwäche hier und da verzieh ich mir gerne. In Gesellschaften gab ich meine Blamage, die ich eher lustig als peinlich empfand, zum Besten. Das tue ich seit einiger Zeit nicht mehr. Die Geschichte um meine Vergesslichkeit vor der Klasse wirkt nämlich nur, wenn der Erzähler über jeden Verdacht, langsam alt zu werden, erhaben ist. Und das ist bei mir nicht mehr ganz der Fall.

Kleine Vergesslichkeiten und Schusseligkeiten häufen sich bei mir. Ich finde das überhaupt nicht mehr lustig. Mein Namensgedächtnis war nie besonders gut, es wird immer löchriger. Ständig suche ich meinen Schlüssel. Einmal habe ich einer Dame in meinem Büro das Verhalten ihres dementen Mannes erklärt. Ich wollte ihr klar machen, dass ihr Mann alles an sicheren Orten verstecken muss, weil er glaubt, sonst komme es weg. Ich tat so, als sei ich der Kranke, und legte meinen Schlüsselbund in meine Schreibtischschublade. Dann suchte ich, einen Menschen mit Demenz imitierend, den

Schlüssel, um der Ratsuchenden die Not des Kranken, der sich nicht an sein Versteck erinnern kann, vorzuführen. Die Besucherin fand meinen Erklärungsversuch einleuchtend. Sie verstand jetzt ihren Mann und überlegte, wie notwendig das Verstecken für ihren Mann und wie erschreckend seine Angst vor Verlusten sein müsste. Sie bedankte sich und verließ mein Büro.

Als ich nach Dienstschluss nach Hause wollte, suchte ich verzweifelt meinen Schlüsselbund. Da ich ihn an gewohnten Stellen nicht finden konnte, fing ich an, einen Kollegen zu verdächtigen, der mir manchmal einen Streich spielt. Er versicherte ernsthaft, nichts von meinem Schlüsselbund zu wissen. Ich hoffte, den Schlüssel zu Hause zu finden, und der Kollege schloss mit seinem Schlüssel mein Büro ab. Einen ganzen Tag war ich mit der Suche beschäftigt, bis ich den Schlüssel beim zufälligen Öffnen der Schublade fand.

Solche Geschichten häufen sich.

Im Lokal hatte ich eine Forelle bestellt. Ich wollte gerade anfangen, sie vom Rücken aus zu zerlegen, als der Kellner diskret fragte, ob er mir behilflich sein dürfte. Eine Forelle zu zerlegen sei für mich kein Problem, beschied ich ihm. Dann bemerkte ich, dass ich dabei war, dem Fisch mit einem Fischmesser und einem normalen Messer zu Leibe zu rücken. Schnell tauschte ich das Messer gegen eine Gabel aus. Der Kellner schien zufrieden mit mir.

Ich kann mich nicht mehr hundertprozentig auf mich selbst verlassen. Hätte mir früher einer Vergesslichkeit unterstellt, ich hätte sofort das Gegenteil behauptet, weil ich mir meiner Erinnerungen absolut sicher war. Dieses absolute Vertrauen in meinen Verstand geht allmählich verloren. Heute bin ich mir nicht immer sicher. Auf Bahnhöfen vergewissere ich mich zwei- oder dreimal, ob ich auch wirklich den richtigen Bahnsteig behalten habe. Ich werde vorsichtiger. Wahrscheinlich dauert es nicht mehr lange, und ich werde eine halbe Stunde vor Reisebeginn am Bahnhof eintreffen.

Wenn man schusselig wird, braucht man Zeit, jedenfalls soviel, um rechtzeitig den Bahnsteig wechseln zu können.

Mit über 60 Jahren, wenn man die ersten peinlichen oder gar bedrohlichen Erfahrungen mit der Vergesslichkeit gemacht hat, will man nicht mehr über Dementenwitze lachen müssen. Man hat genug damit zu tun, die Fassade des funktionierenden Erwachsenen aufrecht zu erhalten. Junge Geburtstagsgäste, die man zu seinem 60. Geburtstag eingeladen hat, erzählen die Witze natürlich trotzdem, erfreulicherweise jedoch nur untereinander. Bei Feiern anlässlich achtzigster Geburtstage verbietet sich jede witzige Bemerkung über Alzheimersymptome. Es besteht statistisch eine ziemlich hohe Trefferquote, auf Kosten des Gastgebers zu lachen. Rund 20 Prozent der über 80-Jährigen und jeder zweite, der älter als 90 Jahre ist, zählen zu den Betroffenen.

Bei derart trüben Aussichten schreien viele meiner Altersgenossen: „Das darf doch nicht wahr sein!“ Doch, es ist so. Endlich hat es die Menschheit geschafft, dass sich nahezu jeder berechtigte Hoffnung auf 80, 90, ja 100 Lebensjahre machen kann. Da kommt die Demenz daher und nimmt einem den Verstand.

„Da muss es doch etwas dagegen geben!“, verlangen meine Altersgenossen. Nein, es scheint kein Kraut dagegen gewachsen zu sein. Ab einem gewissen Alter spielt irgendetwas, das sich der ordnenden Hand des Menschen entzieht, verrückt. Irgendein innerer Plan menschlichen Lebens ist auf Abbau und Ende programmiert. Alle Optimierungsversuche schlagen fehl. Der ganze Fortschritt menschlicher Zivilisation, der zu einem längeren Leben geführt hat, scheint sich nicht gelohnt zu haben.

„Da trainiert man Geist und Körper, pflegt Hobbys und soziale Kontakte, lebt bewusst und gesund, lässt sich nicht hängen, trotzt allen Alterserscheinungen, und alles soll für die Katz sein?“, beschweren sich die jungen Alten, die sich anschicken, das vierte Lebensalter in Angriff zu nehmen.

„Es ist zum Verrücktwerden“, klagen sie und fragen in der Hoffnung, dass die Geschichte gut ausgehen könnte: „Kann man wirklich nichts dagegen tun?“ Nein, man kann nichts dagegen tun. Aber niemand will es glauben.

Immer mehr 50- oder 60-Jährige werden Zeugen, wie ihre alten Eltern den Verstand verlieren. Aber die wenigsten wollen das wahrhaben. Selbst wenn der Arzt die aussichtslose Diagnose trifft, suchen sie nach einem Heilungsmittel für die Eltern. Es gibt keins.

„Es muss was geben“, sagen diejenigen, die gewohnt sind, alles in den Griff zu bekommen. Also wird alles versucht, was dazu führt, dass sich in Familien, in denen ein alter Mensch seine Verstandeskräfte einbüßt, wahre Dramen abspielen.

Die Tochter appelliert an Einsicht und Vernunft und will auf klare Fragen richtige Antworten. Aber Mutter lebt in einer anderen Welt.

„Mutter, möchtest du mal trinken?", fragt die Tochter. „Ich weiß es nicht", sagt die Mutter und umschreibt mit diesen Worten ihren geistigen Zustand. Für die Tochter ist das keine vernünftige Antwort auf ihre Frage. „Was weißt du nicht?", will sie wissen. „Ich weiß es nicht", wiederholt sich die Mutter, weil sie die Fragen der Tochter nicht versteht. „Dann trink!", drängt die Tochter.

Die Ehefrau bittet ihren dementen Mann, mit in die Küche zu gehen. „Gehst du mit mir?", fragt sie. „Wohin?", will der Ehemann wissen. „In die Küche", antwortet die Ehefrau. „Da war ich schon", sagt der Mann, der nicht versteht, was seine Frau von ihm will. Die Frau wiederum versteht ihren Mann nicht und fragt ihn: „Wann denn?" Denn sie weiß, dass ihr Mann noch nicht in der Küche gewesen sein kann. „Vorhin", sagt der Mann, der immer noch nicht begreift, worum es geht. Die Frau hat jetzt kein Verständnis mehr und bestimmt: „Nee, jetzt komm mit in die Küche." Schwierig wird es, wenn der Mann nicht einsehen will, dass er mit ihr gehen soll.

Ein Cartoon, den ich gerne an professionell Pflegende verteilt habe, macht deutlich, dass die Tochter und die Ehefrau in den beiden kurzen Beispielen scheitern müssen. In dem Cartoon sitzt ein Affe (die Tochter/die Ehefrau) auf einem Baum und sieht unter sich in einem Gewässer einen Fisch (die Mutter/den Ehemann). Der Affe sagt zu dem Fisch: „Du Fisch, du ertrinkst." Dann klettert er von seinem Baum und holt den Fisch aus dem Wasser, setzt ihn zu sich auf einen Ast im Baum und wundert sich, dass der Fisch sich nicht freut, sondern den Kopf hängen lässt und verendet.

Warum können funktionierende Erwachsene nicht die Menschen mit Demenz in deren Welt lassen? Warum versuchen sie die Dementen immer wieder aus der Meer der Ver-rücktheit auf das Festland der Normalität zu ziehen, obwohl sie doch niemals Erfolg damit haben?

Die Illusion menschlicher Machbarkeit stößt im hohen Alter an ihre Grenzen.

Das wäre an und für sich nicht schlimm. Schlimm ist, dass ich bald selbst betroffen sein werde. Es ist nicht schön, den Verstand zu verlieren und den zunehmenden Verlust an sich selbst bemerken zu müssen. Das wird wahrscheinlich das Schlimmste sein: mitzubekommen, dass einem das Wissen, die Welt allmählich verloren gehen.

Wenn meine Frau mich in den Keller schickt, damit ich irgendetwas hole, und ich vergesse, was ich holen sollte, dann ist das noch nicht weiter bedrohlich. Vorsichtshalber hab ich eine Flasche Bier mit hoch gebracht, damit der Weg nicht ganz umsonst war. Auch das ist noch im Normalbereich. Blöd wird es, wenn ich eine Flasche Bier in Händen halte und nicht mehr weiß, was ich in der Hand halte.

Können Sie sich die Not, die Irritation vorstellen, wenn vor Ihnen eine Flasche Bier steht und Sie überlegen müssen, was das sein kann, was Sie vor Augen haben? Wenn Sie wissen, dass Sie wissen müssten, was das ist, es Ihnen aber nicht mehr einfällt?

Ihre Frau wird bei den ersten Irritationen wenig Verständnis zeigen. „Trink nicht soviel!", wird sie sagen oder: „Leg dich mal einen Moment hin".

Stellen Sie sich vor, Sie lesen in der Zeitung und begreifen nicht den Sinn bestimmter Formulierungen. Klar, manchmal denkt man sich beim Lesen weg und weiß nicht mehr, was man gelesen hat. Gut, dann liest man den Text noch mal. Aber plötzlich merken Sie, dass Sie das, was Sie lesen, nicht verstehen. Ein Wort, eine Formulierung, ein Sinnzusammenhang erschließt sich Ihnen nicht.

„Der Apfel fällt nicht weit vom Stamm", heißt es in der lokalen Presse über einen Schreinermeister und seinen Sohn, der in seine Fußstapfen tritt. Sie fragen sich, was Schreiner mit Äpfeln zu tun haben könnten, überlegen und finden keine plausible Erklärung. Zu Ihrer Frau sagen Sie: „Die schreiben heute einen Quatsch in der Zeitung. Schreiner haben doch keine Äpfel." Ihre Frau will Ihnen den Sinn des Sprichwortes erklären. Sie wollen es gar nicht mehr so genau wissen, weil Sie schon gar nicht mehr über das zum Verstehen notwendige Abstraktionsvermögen verfügen.

Das ist der Start in eine neue, andere, eine ver-rückte Welt.

Die meisten Menschen haben Angst vor dieser anderen Welt. Sie wollen immer wissen, was sie tun. Sie wollen die Welt verstehen und begreifen und ihr Handeln selbst bestimmen. Sie wollen nicht wieder wie ein Kind werden. Lieber wollen sie vorher tot sein. An sich eine gute Idee, denn man würde sich sehr viel Angst ersparen. Aber es ist mal wieder keiner da, der einen umbringt, und man selbst weiß nicht mehr, wie man es anstellt, sich umzubringen.

Was ist schlimm daran, wenn der Verstand verloren geht und das Kindhafte, das in uns ist, frei zum Zuge kommt? Vielleicht weil wir dann der Welt wieder mit dem Verstand des Kindes gegenüberstehen. Statt zu verstehen, staunen wir, ängstigen wir uns, wundern uns, phantasieren wir. Aber wir tanzen auch, lachen und weinen, sind böse, verspielt und auf der Suche und das alles durcheinander. Der große Entwicklungspsychologe Piaget hat uns in hervorragender Weise beschrieben, wie sich am Beginn unseres Lebens die Verstandeskräfte entwickeln. Ungefähr genauso können wir uns die Entwicklung im hohen Alter, wenn der Verstand verloren geht, vorstellen, nur umgekehrt. Als Dreijähriger kann man schon seine Schuhe alleine anziehen, aber den Schnürsenkel noch nicht binden. Das können wir mit etwa sechs Jahren. In diesem Alter ziehen wir auch schon unsere Kleider in der richtigen Reihenfolge an. Irgendwann sind wir sogar in der Lage, unsere Kleidung in Stil und Farbe aufeinander abzustimmen. Ist unser Gehirn dementiellen Prozessen ausgeliefert, läuft diese Entwicklung rückwärts. Die Farbe des Pullovers passt nicht mehr zur Hose. Das wäre bei Männern noch kein Problem, weil Ehefrauen ohnehin der Ansicht sind, dass Männer, jedenfalls ihre eigenen, nie die höchste Entwicklungsstufe erreicht hatten. Aber es geht weiter zurück. Wir wissen nicht mehr, wie man den Schnürsenkel bindet, wir ziehen die Unterhose über die Hose. Zum Schluss sind wir das kleine Kind, das sich zwar ausdrücken, aber nicht verständlich machen kann, das seine Antriebe nicht kontrollieren kann, das seinen Gefühlen freien Lauf lässt.

Schön wäre es, wenn wir dann Menschen fänden, die uns Kind sein lassen.

Viel zu lange haben sich Gerontologen und älter werdende Menschen über die gewonnenen gesunden Jahre und die neuen Chancen gefreut und die unangenehmen Seiten der gewonnenen Jahre außer Acht gelassen.

Erst seit wenigen Jahren, da unsere Pflegeheime zu über 60 Prozent mit dementen Menschen belegt sind, beginnt man diese Krankheit zu erforschen, zu verstehen und zu fragen, wie man diesen Menschen ein lebenswertes Leben bieten kann.

Es fällt uns schwer, ein Leben ohne Geist und Verstand als menschenwürdig anzunehmen. Allzu sehr sind wir der Aufklärung verpflichtet. Wir geben dem Verstand und der Vernunft den Vorrang vor Gefühlen, Sinnen und Antrieben. Das bekommt uns im hohen Alter nicht besonders gut, denn die Gefühle, die Antriebe und Sinne bleiben uns treu, nur der Verstand geht uns verloren. Wir alten Menschen mit Demenz bräuchten zum Überleben eine Welt, die nicht ausschließlich durch Rationalität, Logik, Plan- und Berechenbarkeit, Zweckmäßigkeit, Nützlichkeit und Linearität bestimmt ist. Wir bräuchten sehr viel mehr Zweckfreiheit, Geborgenheit, Sicherheit und Sinnlichkeit, Wärme und Nähe. Wir werden auf gesunde Menschen angewiesen sein, die uns diese Welt ermöglichen. Wir bräuchten mitfühlende Väter und Mütter, die uns Kind sein lassen, ohne uns wie Kinder zu behandeln, die unsere Launen, Ängste, Aggressionen verstehen und ein wenig kanalisieren, die unsere Lust an der Bewegung und am Rufen respektieren, die es aushalten, dass wir sie ständig um uns herum haben wollen, die uns Blumen zerpflücken, Kaffee über den Tisch gießen und unsere eingekoteten Windeln über den Flur spazieren tragen lassen.

Ich bezweifle, dass es in 20 Jahren, wenn es bei mir so weit sein dürfte, genügend Menschen geben wird, die sich an ihre Kindheit erinnern und mich in Ruhe ver-rücken lassen.

Das sind schlechte Aussichten.

Das Ende

Ich liebe es, die Dinge vom Ende aus zu betrachten.

Bücher schlage ich meistens von hinten auf. Das gibt mir eine vage Vorstellung, wohin mich mein Lesen führen wird. Bei Krimis komme ich regelmäßig in Versuchung, zwischendurch mal hinten nachzuschlagen, um zu sehen, wie die Sache ausgeht. Beim Leben ist das eher nicht notwendig. Im Allgemeinen weiß jeder, wie das Leben endet. Ein Mann in meinem Alter sowieso. Der Tod als Schlusspunkt hat nichts Aufregendes. Er ist vorhersehbar. Spannend ist das letzte Kapitel, das auf das Ende hinführt. Wie stirbt man? Wie findet man den Tod? Hat man ein langes Siechtum, hat man Schmerzen, wird man die letzte Zeit im Dämmerzustand oder im Koma verbringen?

Berufsbedingt habe ich Menschen meist erst als Greise kennen gelernt. Ich begegnete ihnen am Ende ihres Lebens. In diesem Zustand wirken sie geschichtslos, so, als wären sie alt geboren. Man kann sie sich schlecht jung vorstellen. Für mich war es jedes Mal höchst interessant, mich in die Lebensgeschichte eines Menschen hineinzuarbeiten. Man sieht einen Menschen und fragt sich, wie er geworden ist, wie er ist. Im Gegensatz zu Kindern, deren Entwicklung man beiwohnt, weiß man bei alten Menschen, wo sie geendet sind. Man begreift sie sozusagen rückwärts. Diese Perspektive lässt meistens ein mildes Licht auf eine Person fallen. Kommen unangenehme Seiten zu Tage, kann man eher darüber lächeln oder man kann sie leichter positiv umdeuten, notfalls zur Seite schieben. Faszinierend waren für mich die Fotos der alten Menschen aus ihrer Kindheit, ihrer Jugend und ihrem Erwachsenenalter. Ich habe in den Fotos nach Träumen, Lebensentwürfen, Emotionen gesucht. Kleine Jungs in Lederhosen, verschämte junge Frauen mit einem Glas Eckes-Edelkirsch. Manchmal habe ich in den gegenwärtigen verfallenen Gesichtern und Körpern nicht mehr die Vitalität, welche in den Fotos zum Ausdruck kam, wiederfinden können. Oft wurde ich wehmütig, wenn ich mir die frühere Lebensfreude vorstellte.

Ganz andere Empfindungen hatte ich bei Menschen, die ich als vitale 50-Jährige kennen gelernt hatte und mit 80 Jahren im Pflegeheim wiedertraf.

Das Bild des 50-Jährigen ging nicht aus meinem Kopf und passte überhaupt nicht mit der vom Verfall gekennzeichneten Person vor mir überein. Diesen Menschen konnte ich nie so vorurteilsfrei begegnen wie denen, die ich erst alt kennen gelernt hatte. Ich glaubte, sie zu kennen. Das muss kein Vorteil sein.

Es ist scheinbar aus der Mode gekommen, das Ende des Lebens zu betrachten. Die allerwenigsten wollen etwas von dem Leid, den Schmerzen, den Qualen, die sich am Ende des Lebens einstellen, wissen. Es würde die Menschen bescheidener und demütiger machen, aber vielleicht wollen sie das gerade nicht. Es ist schon lange her, dass sich die Menschen ihrer Vergänglichkeit sicher waren. Vanitas ist ein Begriff, der kaum noch bekannt ist. Beerdigungen finden im kleinsten Kreise statt, und von Beileidsbekundungen ist Abstand zu nehmen. Ich mag es, wenn auf katholischen Beerdigungen für den nächsten, der aus unserer Mitte stirbt, gebetet wird. Ich könnte der nächste sein.

In den 50er Jahren machten meine Großtanten, wenn eine Verabredung getroffen wurde, die Einschränkung: „So Gott will". Bald verschwand Gott aus dem Sprachgebrauch, aber die Alten gaben weiterhin zu bedenken: „Wenn ich dann noch lebe".

Heute planen 70-Jährige Reisen für ein, zwei Jahre im Voraus, und 80-Jährige haben einen vollen Terminkalender. Das sind schlechte Zeiten für Verfall, Leid, Verlust, Demut und Bescheidenheit. Machbarkeit, Berechenbarkeit und Nützlichkeit bestimmen den Takt. So verwundert es nicht, dass Menschen bestrebt sind, das Sterben nicht dem Zufall zu überlassen. Sie wollen das Ableben planen, und zwar so, dass sie sich Leid und Siechtum ersparen. Mit einer Patientenverfügung wollen sie sicherstellen, dass sie nicht zu lange unnütz leben. Ohne Nutzen leben heißt, man lebt mit einer Krankheit, die nicht heilbar ist. Lebensverlängernde Maßnahmen ohne Aussicht auf Erfolg sind überflüssig. Wenn das Leben sich nicht lohnt, dann soll es möglichst schnell beendet werden. Glauben Sie mir: Manchmal zieht es sich verdammt lange hin, bis man sein Leben aushaucht. Da hilft auch keine Patientenverfügung.

Ich war immer sehr enttäuscht, wenn ich gesunde Menschen durch Pflegeheime geführt habe und sie mir anschließend erklärten, dass sie ein solches Elend nicht sehen könnten.

„Warum hat man noch kein Spritze erfunden?“, fragten sie mich. „Hat man längst“, habe ich meistens geantwortet, „wir suchen nur noch jemanden, der abdrückt“.

Mit vielen anderen in der Altenpflege habe ich mich bemüht, den Menschen, die als Müll aus unserer auf reibungsloses Funktionieren bedachten Gesellschaft aussortiert wurden, ein ordentliches Leben zu ermöglichen. Jede und jeder sollte als einzigartige Person behandelt werden, die es wert ist, dass man ein bisschen bei ihr bleibt. Unser Idealismus hat die Welt nicht verändert. Das habe ich längst eingesehen. Aber die Nützlichkeitsfanatiker ärgern mich bis heute.

Ich habe viele Menschen sterben gesehen. Manche starben über Jahre, einige verfaulten bei lebendigem Leibe. Menschen lagen mit offenem Mund in den Betten, verschleimten, mussten abgesaugt werden, ihre Gliedmaßen verkrampften, sie stießen Laute aus sich heraus. Manche schrieen nach der Mutter, andere röchelten, das Atmen strengte sie an.

Das alles zu sehen und dennoch auf die Menschen zuzugehen und bei ihnen zu bleiben, ihr Elend und Leid auszuhalten, hat mich immer Überwindung gekostet. Es ist mir nie leicht gefallen, nicht weil ich Angst vor meinem Sterben bekommen hätte, sondern weil mich der Mensch im Bett zu sehr anrührte. Ich mag es nicht, wenn Menschen sich quälen müssen. Deshalb hoffe ich, dass man mir Medikamente verabreicht, die mir die Schmerzen nehmen. Ansonsten will ich den Zeitpunkt meines Endes nicht bestimmen, und ich will auch nicht, dass andere das für mich tun. Das Ende, der Tod soll einfach kommen.

Tot ist tot. Auf Friedhöfe gehe ich nur, wenn eine Beerdigung stattfindet. Ich begleite tote Freunde und Bekannte auf ihrem letzten Weg zum Grab. Das bin ich mir schuldig. Friedhöfe als Parks zu benutzen, in denen man spazieren geht, finde ich pietätlos. Gräber besuche ich selten. Ich lasse Tote gerne in Ruhe.

In Wien haben sich Flugzeuge den Zentralfriedhof als Einflugschneise ausgesucht. Minütlich stören sie die Ruhe von berühmten Musikern und Schauspielern, die man zusammen vergraben hat, damit man sie als Tourist nicht lange suchen muss. Was soll man davon halten? Ist es ein Sinnbild dafür, dass der Tod zum Leben gehört? Ist es Absicht, dass die Flugpassagiere über den riesigen Friedhof geflogen werden? Sollen diejenigen, die nicht schnell genug von Ort zu Ort kommen, erkennen, dass ihre Zeit begrenzt ist und sie deshalb das wertvolle Gut nutzen sollen? Wahrscheinlicher ist, das die Passagier von oben überhaupt keinen Friedhof wahrnehmen. Die Flugzeuge sind also eher eine Missachtung der Grabesruhe jener Toten, die sich angesichts des Fluglärms und der Touristen wahrscheinlich im Grabe herumdrehen.

Der Wiener Zentralfriedhof kommt für mich als letzte Ruhestätte sowieso nicht in Betracht. Ich will in die Erde des Dorfes gelegt werden, in dem ich geboren wurde und wo meine Vorfahren beerdigt wurden. Das steht für mich fest. Meine Frau will mir diesen Wunsch nicht erfüllen, weil die Besuche an meinem Grab (sie will mich, wie Sie wissen, unbedingt überleben) für sie zu umständlich würden. Eigentlich ist es auch egal, wo ich beerdigt werde, denn ich werde ja dann tot sein.

Zum Schluss

Sie, lieber Leser, haben sich also trotz meiner Warnung zu Beginn entschlossen, alle Kapitel oder auch nur den ein oder anderen Text zu lesen.

Das ist gut. Nicht alles muss Ihre Zustimmung gefunden haben. Mir reicht es, wenn Sie nachdenklich oder stutzig geworden sind und nun mit Bedacht auf Ihr Älterwerden sehen.

Den Anfang haben Sie gemacht. Hier ein paar Fragen, mit denen Sie sich weiterhin beschäftigen können, wenn Sie mögen.

- Können Sie sich vorstellen, dass Pflegeheime in Niedriglohnländern gebaut werden und man uns demnächst dorthin bringt?

- Denken Sie über die Liebesgeschichte von Eos und Tithonos nach. Eos, die Göttin der Morgenröte, erbat von Zeus für ihren Geliebten, Tithonos, die Unsterblichkeit. Leider vergaß sie, um ewige Jugend für ihn zu bitten. So ist sie in alle Ewigkeit mit einem alten Mann verheiratet. Da ist es kein Wunder, dass die Ärmste jeden Morgen so früh aufsteht.

- Würde es Ihnen Freude bereiten, wenn demnächst Einkaufszentren eine *happy hour* für Senioren anbieten? An Vormittagen klingt statt der sonst üblichen verkaufsfördernden Musik Kinderlachen aus den Lautsprechern, und Sie schlendern mit Tränen in den Augen durch die Spielzeugabteilung.

- Würden Sie einem Verein „Euthanatos“ (schön Sterben) beitreten? Die Vereinsmitglieder, alle über 80, treffen sich, wenn ein Mitglied nicht mehr leben will und im Kreise seiner Freunde den Giftbecher trinkt, während ein Videofilm über sein Leben läuft.

- Welche Strategie legen Sie sich zurecht, um allzu forschen Pflegerinnen Paroli zu bieten?

- Wenn es immer mehr alte Menschen gibt, wird es auch immer mehr alte Verbrecher geben. Sind Sie für die Einführung forensischer Altenheime?

- Mit wem wollen Sie alt werden?

- Können Sie sich ihr Pflegebett unter einem Glasdach mit Blick in Bäume oder zu den vorbeiziehenden Wolken vorstellen? Entwickeln Sie Phantasien für Ihr Dasein als pflegebedürftiger Mensch?

- Wollen Sie sich mit 70 Jahren immer noch Inlineskates kaufen?

Literaturangaben

Midas Dekkers:
An allem nagt der Zahn der Zeit.
Vom Reiz der Vergänglichkeit
Karl Blessing Verlag
München 1999, 3. Auflage

Robert Levine:
Eine Landkarte der Zeit.
Wie Kulturen mit Zeit umgehen
Piper Verlag
München 1998